AF191497

Die Autorin,

Ingrid Schlieske will aufräumen mit der Idee, dass nur ein mächtig umfangreiches Fitnessprogramm die versprochene gesundheitliche Wirkung bringen wird.

„Easy going!" heißt vielmehr ihre Devise.

Soll man den Sportmedizinern folgen, die den Bürgern pausenlos ein schlechtes Gewissen einreden? Denn diese behaupten ja, es mache nur Sinn, wenn man sich abmüht, ordentlich schwitzt und mindestens eine Stunde läuft oder sich mit einem aufwändigen Gymnastikprogramm quält, bevor die ganze Bemühung Nutzen bringt.
Überhaupt SPORT! Das klingt für manche Mitmenschen fast wie eine Bedrohung

Es geht aber eben auch ganz anders!

Die wenigsten Menschen sehen sich als Sportler. Auch die Autorin nicht. Besonders sie nicht. Und weil das so ist, will sie Ihnen die Tricks verraten, wie es dennoch möglich, das gewählte Bewegungsprogramm in den Alltag einzubauen.

Und zwar ohne dass man sich zähneknirschend erst dazu überreden muss.

Für die hier in diesem Ratgeber vorgestellten „Minuteneinsätze", an denen auch Sportabstinenzler Freude finden werden, braucht niemand seinen inneren Schweinehund zu bekämpfen und sich auch keine Extrazeit abzuzwacken.

Einleuchtende Erfahrungsbeispiele werden Ihnen zeigen, wie unbeschwert und leichtfüßig man seiner Wege gehen und wie gut es einem dabei gehen kann.

Ingrid Schlieske

Keine Lust auf Sport

Wie man dennoch trickreich ein wenig
Bewegung ins Leben bringt

Impressum

Bibliografische Information der
Deutschen Nationalbibliothek
Die Deutsche Nationalbibliothek
verzeichnet diese Publikation
in der Deutschen Nationalbibliothek;
detaillierte bibliografische Daten
sind im Internet über www.dnb.de abrufbar

Herstellung und Verlag:
BoD - Books on Demand, Norderstedt
ISBN 978-3-8482-2546-0

Inhaltsverzeichnis

Inhaltsverzeichnis Fortsetzung

Auch ein Weg von 1000 Meilen beginnt mit dem ersten Schritt!
Es sind nicht immer nur die großen Bemühungen, die zum Ziel führen. Vielmehr besteht jedweder Erfolg in der Regel aus vielen kleinen Mosaiksteinchen, die zusammen erst ein eindrucksvolles Ganzes ergeben.
Ich will Sie bekannt machen mit solchen kleinen, manchmal sogar minikleinen aber wirkungsvollen Schritten, die sich leicht und sogar kurzweilig in Ihren Alltag einfügen lassen. Sie werden es erleben, wie Sie sich zu immer mehr dieser Schrittchen entschließen mögen und wie diese Ihnen zur lieben Gewohnheit werden: <u>als ihr ganz persönliches Instandhaltungsprogramm nämlich.</u>

Ja, Bewegung muss sein. Aber sie soll bitte vergnüglich ausfallen und nicht eine ungeliebte Last sein. Ich will ich Ihnen dabei helfen, genau das für sich zu entdecken. Aber - keine Lust auf Sport? Ich verstehe Sie nur zu gut. Auch mir fehlt es, dieses Streben nach sportlichen Höchstleistungen, ja nach sportlicher Leistung überhaupt. Genau deshalb habe ich mich für ein nettes klitzekleines Konzept entschieden, das mir Spaß macht. Und diese überraschende Erkenntnis will ich mit Ihnen teilen. Ihr Körper, Ihre Seele, ja auch Ihre geistigen Leistungen werden Sie reichlich dafür belohnen, dass Sie ein kleines Trainingsprogramm von nur wenigen Minuten (geradezu nebenbei also) in Ihr Leben installieren.
Es wird Ihnen Freude machen. Nehmen Sie mich also beim Wort!

Keine Lust auf Sport? Welche (hinterlistige) Absicht verfolge ich eigentlich mit meinem Buch?

Will ich damit die gänzlich Sportunwilligen trösten oder bin ich vielleicht darauf aus, Sie „praktisch durch die Hintertür" dazu zu motivieren doch etwas, oder sogar viel Bewegung Ihr Leben zu lassen?

Ja, wenn das so einfach zu beantworten wäre. <u>Jedenfalls will ich Ihnen gute Laune machen!</u> Und klarstellen will ich, dass mein Buch rein auf eigenem Erfahrungswissen beruht und ich passend dazu unbestreitbare, wissenschaftlich begründete Fakten weitergebe.

Aber oft genug widerspreche ich ihnen auch, denn die allermeisten veröffentlichten Studien und fachlichen Meinungen driften heftig auseinander mit den Möglichkeiten der Bürger, die diese umsetzen sollen. Die haben dann nicht selten ein schlechtes Gewissen, weil sie trotz gut gemeinter Beweisführung kluger Experten, einfach nicht die Disziplin oder auch die Zeit aufbringen, um im eigenen Leben ein umfangreiches Sportprogramm in ihrem Alltag zu installieren. Das endet dann oft genug in Resignation und der gänzlichen Aufgabe der guten Vorsätze.

Ja und damit fängt das Ärgernis, oder das Missverständnis schon an. Wieviel und wie heftig muss Sport eigentlich betrieben werden, damit er Wirkung zeigt?

Und genau hier will mein Job bei Ihnen ansetzen. Sie lesen gerade mein Buch. Also interessieren Sie sich für das Thema. Und Ihnen, wie auch jedem Menschen, der nicht hinter dem Mond lebt, ist klar, dass zu einem guten, einem gesunden und vitalen Leben auch Bewegung gehört. Dass die sportlichen Betätigungen meistens zu kurz kommen in unserem modernen Alltagsablauf, dürfte ebenfalls Fakt sein. Also muss etwas passieren. Sport muss her. Aber wie, wo und auf welche Weise, das gilt es zu klären. Und genau dabei will ich Ihnen behilflich sein.

Dafür will ich aufräumen mit der Idee, dass nur ein mächtig umfangreiches Fitnessprogramm die versprochene gesundheitliche Wirkung bringen wird.

Ich w e i ß vielmehr: <u>Jedes</u> winzigkleine Bemühen ist erfolgreich. Das Geheimnis dafür heißt lediglich <u>Kontinuität</u>!

In allen Lebensbereichen hat dieses Prinzip Geltung und für unsere Aktivitäten in Sachen Gesundheit erst recht: „Ständige Wiederholung gibt Programm!"
Vergessen Sie also die Einwände der Sportmediziner, die da behaupten, es mache nur Sinn wenn Sie sich abmühen, wenn Sie ordentlich schwitzen und mindestens eine Stunde laufen oder Gymnastik machen oder sich eben diszipliniert einspannen in eine aufwändige Sportmaschinerie.

Es geht auch ganz anders!
Überhaupt SPORT! Das klingt für manche von uns fast wie eine Bedrohung.

Die wenigsten Menschen sehen sich als Sportler. Auch ich nicht. Besonders ich nicht. Und weil das so ist, will ich Ihnen die Tricks verraten, wie ich es dennoch schaffe, das gewählte Bewegungsprogramm in meinen Alltag einzubauen.
<u>Und zwar ohne dass ich mich zähneknirschend erst dazu überreden muss.</u>
Hier in meinem Ratgeber stelle ich Ihnen meine „Minuteneinsätze" vor, die ich täglich so absolviere und an denen auch Sie Freude finden werden, da bin ich sicher. Ich brauche dafür meinen inneren Schweinehund nicht zu bekämpfen und auch keine Extrazeit abzuzwacken, um alles zu erledigen, was ich mir aufgetragen habe.

<u>Dafür will ich Ihnen die *wundervollen Ergebnisse erläutern*, die mit Ihrem klugen Bewegungsmanagement, das Sie künftig realisieren werden, verbunden sind.</u>

Meine Erfahrungsbeispiele werden Sie bei der Umsetzung Ihrer Pläne begleiten.

Mein/Ihr Minutenprogramm für „unsere" optimale Fitness!

Die Empfehlungen in allen meinen RATGEBER-Büchern sind grundsätzlich Resultate meiner eigenen Erfahrungen oder zumindest Anschauungen.

Meine Erfahrungen, woher rührten sie?

Hier in diesem RATGEBER soll es ja vorrangig um Sport gehen. Und darum, wieviel Bewegung der Mensch braucht und wie er sich das Quantum beschaffen kann, das zu seinem Wohlergehen unverzichtbar ist. Auch dann, wenn die Lust auf sportliche Betätigungen sich eher in Grenzen hält.

Und für diese Grenzen habe ich volles Verständnis. Denn auch ich war „in jungen Jahren", also in der Zeit vor meinem 45. Lebensjahr eher unsportlich.

Aber es sind ja öfter mal die „Elfmeter", die man im Leben verpasst bekommt, die eine Umkehr der bisherigen (und gemütlichen) Gewohnheiten bewirken. Bei mir waren es rasende Rückenschmerzen, die mir das Leben zur Hölle gemacht hatten. Alle meine Bestrebungen Schonhaltungen einzunehmen, brachten keine Erleichterungen. Eher das Gegenteil war der Fall, denn jede dieser Haltungen hatte andere Verkrampfungen zur Folge und zog mir die Wirbelsäule schief.

Jeder Schritt damals war mit Höllenqualen verbunden und ich hatte dabei den Eindruck, mir würden jedes Mal Messer in meine Lendenwirbelgegend gestochen. Schlimm war das. Und dabei befand ich mich doch erst in der Mitte meines Lebens. In Bezug auf meine Ernährung war mir ja bereits eine Umstellung erfolgreich gelungen. Ich hatte die *Trennkost* kennengelernt und praktiziere sie bis heute begeistert. Nun aber diese Schmerzen. Was sollte ich bloß tun? Ich sah mich bereits als Totalinvalidin. Den Gedanken an OP jedenfalls wies ich weit von mir.

Da ich mich zu dieser Zeit mit Selbsthilfemethoden beschäftigte, um die Gesundheit in die eigenen Hände zu nehmen, wollte ich auch hier selbst tätig werden, um meine Situation zu verbessern.

Bei meiner Suche nach Hilfe stieß ich auf die Wirbelsäulengymnastik mit genauer Beschreibung der einzelnen Übungen in der Zeitschrift BRIGITTE. Ich studierte die mit Fotos dargestellten Bewegungsabläufe und betrieb diese Gymnastik ganz konsequent. Schon nach zwei Wochen stellte sich eine lange nicht gekannte Beweglichkeit meiner Gelenke ein und nach nur zwei Monaten war ich tatsächlich schmerzfrei. Diese einfache und geniale Gymnastik baute ich dann in meine Arbeit in der BIOFITNESSFARM ein, die ich 25 Jahre lang sehr erfolgreich geleitet habe Meine guten Erfahrungen mit optimaler Ernährung und gutem Bewegungskonzept machte ich zu meinem Beruf und erlebte zunehmend an mir selbst, was Sport für einen unsportlichen Menschen tun kann.

Meine Spätentwicklung zur Sportlerin

Also, ich war unsportlich. Von Kindesbeinen an. So dachte ich jedenfalls. Während in meiner Kindheit die Freundinnen sich mit Handstand und Radschlagen vergnügten, Meisterinnen im Ballspielen waren, beim Seilspringen zu wahren Artistinnen wurden, war ich eigentlich immer eher eine Randerscheinung geblieben. Ich galt als steif, ungelenkig und eben unsportlich. Diese Einstellung setzte sich bis ins Erwachsenenalter fort. Bis, ja bis die schlimmen Rückenschmerzen mich zu mehr Bewegung _z w a n g e n_. Danke also liebe Rückenschmerzen. Ohne Euch wäre ich noch heute stocksteif und mir wären viele Erlebnisse und Erkenntnisse verschlossen geblieben. Es ist mir zu meinem eigenen Erstaunen nicht einmal schwergefallen, für den Sport alles zu erlernen, was dem Körper, auch dem völlig ungeübten Körper guttut. Und das habe ich mit großer Begeisterung 25 Jahre lang an meine jungen und älteren Kurgäste weitergegeben, deren engagierte Fitnesstrainerin ich wurde.

Yoga war eine wundervolle Erfahrung

Ja, und dann ging es richtig los mit meiner Sportlichkeit. Ich entdeckte quasi meinen Körper. Dafür ist beispielsweise Yoga wunderbar geeignet. Ich erlebte, wie mein Körper geschmeidig und flexibel meinen Anweisungen folgte. Auch das Erlernen der intensiven und gelenkten Yogaatmung, die ich bis heute als belebende

Energieatmung täglich, immer mal zwischendurch praktiziere, war eine willkommene Bereicherung meines neuen Fitnessprogrammes.

Fitness-Center – hier kann man tatsächlich Glückshormone tanken

Ja, das Arbeiten mit Gewichten und an Kraftmaschinen ist eine legale und tatsächlich optimale Möglichkeit, die Muskeln zu trainieren und die Produktion von *Dopamin* und *Serotonin*, den beiden Glückshormonen, anzuregen. Ich habe es wieder und wieder erlebt, wie ich diese Hochgefühle nach dem Training genießen durfte und den Eindruck hatte, „auf Wolken zu gehen", wenn ich danach meinen Heimweg antrat. 25 Jahre lang habe ich begeistert „an den Eisen" gearbeitet.

Rasches Gehen – ein völlig unterschätztes Mittel gegen hohen Blutdruck

Viel zu schnell wird oftmals zu Medikamenten gegriffen, wenn hoher Blutdruck droht. Ich selbst habe die Erfahrungen gemacht und diese auch an unzähligen Kurgästen beobachtet, dass 3 Kilometer rasches Gehen täglich zumeist in der Lage ist, den Blutdruck zu normalisieren. Gemeint ist damit kein bloßer Spaziergang und auch kein anstrengendes Joggen. Eine schnelle Gangart, begleitet von Tiefenatmung, genügt schon. Bereits nach einer einzigen Woche zeigen sich gute Ergebnisse. Besser als die Einnahme von Medizinalgiften mit Langzeitfolgen, oder?

Sport gehörte also zu meinem Leben

Jedenfalls, so lange ich Kurgäste betreute. Jedenfalls, solange es dafür die berufliche Notwendigkeit gab. Seit ich mein wunderschönes Anwesen im Vogelsberg aufgegeben habe jedoch, fehlt auch mir der regelmäßige Anlass dafür. Aber da ich um die Wichtigkeit der jungerhaltenden Beweglichkeit weiß, war es für mich Ehrensache, meinem Körper, wie auch Geist und Seele ein Fitnessprogramm zu bieten, für das ich mich nicht verbiegen muss und das ich dann, im Alter von 90 Jahren noch, absolvieren kann und zu dem ich wirklich Lust habe.

Denn: ich will beweglich bleiben, körperlich, geistig und überhaupt!
Wichtig für mich und sicherlich auch für Sie ist, dass man sich praktisch im
Vorübergehen, zwischendurch und ohne sich zu mühen, fit halten kann.

Neue Studien weltweit geben mir Recht: es bedarf nicht einer anstrengenden Plackerei, um die Fitness zu erreichen, die für die Gesundheit zuträglich ist.
Es gilt als völlig überholt, dass viel Sport auch viel Gesundheit bedeutet. Forscher des Cooper-Institutes in Dallas fanden heraus, dass beispielsweise Läufer, die nur langsam und auch nur sporadisch unterwegs sind, bereits bis zu 3 zusätzliche Lebensjahren gewinnen können. Jede noch so kleine sportliche Aktivität und jede kleine körperliche Anstrengung vermag zahlreiche positive Vorgänge auszulösen. Da wird die Durchblutung angeregt, wird die Elastizität der Gefäße trainiert und damit der Blutfluss unterstützt. Davon profitieren die Adern und die Herztätigkeit. In den Muskeln wirken Gewebshormone und setzen entzündungshemmende Substanzen frei u. v. a. m.

Für mich und auch für Sie habe ich nun ein Fitnessprogramm für „alle Tage" entwickelt, für dessen regelmäßige Durchführung Sie kaum zusätzliche Zeit benötigen, keine körperliche Fitness mitbringen müssen und auch nicht das Durchhaltevermögen, das Sportlern abverlangt wird, wenn Höchstleistungen das Ziel sind. Und um Höchstleistungen soll es ja nicht gehen, sondern darum, wirklich dauerhaft ein gesundes Maß an Bewegung in den Tagesablauf zu integrieren, das Ihnen keine Überwindung und keine großen Mühen abverlangt.

Für mein/Ihr Alltagsprogramm brauchen Sie lediglich die feste Absicht, von nun an sportlich unterwegs zu sein und öfter am Tag 1,2,3 Minütchen für Ihre optimale Fitness aufzubringen. Mehr nicht! Kling gut, nicht wahr? Also ...!!!

Befreunden wir uns mit meinem BASISPROGRAMM?

Das ist mein morgendliches Pflichtprogramm, das tatsächlich nur wenige Minuten in Anspruch nimmt.

Sie brauchen für diese einfachen Übungen noch nicht einmal viel Platz und sportliche Kleidung auch nicht. Ich selbst stehe dafür innerhalb meiner geöffneten Balkontür und absolviere dieses kleine Programm noch im Nachtgewand.
Das Ziel dieser Übungen ist die Lockerung und Dehnung des Skelettsystems.
Alle Übungen werden langsam und fließend ausgeführt, nachdrücklich, jedoch niemals ruckartig und gehören zu den *CranioSacral-Selbsthilfeübungen*:

1. Schulterrollen vor und zurück, jeweils 8 Male und zurück.
2. Ziehen eines Armes seitlich über den Kopf, der unbeweglich bleibt, hinüber zur anderen Schulter, so weit wie es geht. Dafür wird das jeweilige Handgelenk an der Handwurzel gegriffen. Stellung wechseln.
3. Ein Ellbogen wird auf Brusthöhe angewinkelt und federt 8 Male nach hinten, so weit es geht. Danach wird mit dem anderen Ellenbogen genauso verfahren.
4. Der Körper wird nun so weit wie es geht, nach oben gereckt. Die Hände falten und nach oben drehen, dann weit nach oben recken.
5. Ich hake dann die Fingerspitzen über den Türrahmen. Dabei werden alle Gelenke gestreckt, indem der Körper dabei weitgehend nach vorne wippt.
6. Den Oberkörper nach vorne beugen, Finger bei leicht gebeugten Knien so weit zum Boden reichen, wie es möglich ist. Dabei den Kopf schütteln, pendeln , wie wenn der Kopf an einer Schnur hängen würde, nicht reißen
7. Sehr langsam aufrichten, dabei die Po-Muskeln angespannt halten.
8. Die Hände im Rücken falten, die Handflächen nach unten drehen und 8 Male langsam und nachdrücklich in Richtung Boden drücken.
9. Gleichgewichtsübung: Dabei einzeln die Knie hoch zur Brust ziehen.
10. Füße einzeln greifen und langsam wippend Richtung Po ziehen.

Mein kleines Basis-Gymnastik-Programm erfordert tatsächlich nur wenige Minuten.

Das Beste daran ist, dass man sich gleich danach schon entspannter fühlt und „mit gutem Gewissen" in den Tag geht, in dem Bewusstsein, ihm einen guten Start gegeben zu haben. Diese Übungen helfen dabei, das gesamte Skelettsystem zu justieren, es ins Lot zu bringen.

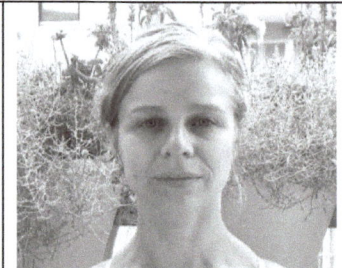

Beginnen wir mit der wichtigsten Übung, die am Tage unzählige Male ausgeführt werden soll: Ziehen Sie den Scheitel so hoch, wie es geht, als hinge er an einer Schnur.

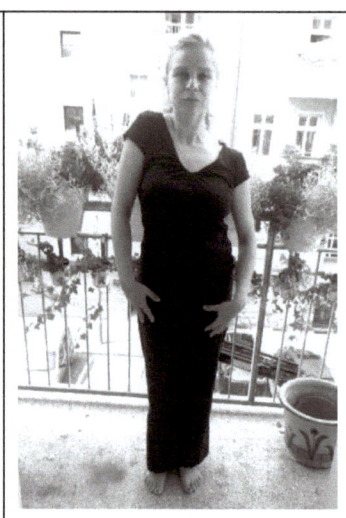

So gerüstet, stellt sich auch die Lust ein, noch öfter in den Tagesablauf so ein minikleines Minuten-Sportprogramm einzufügen. Wie Sie sehen, benötigt man dafür nicht einmal viel Platz. Eine offene Terrassentür oder ein geöffnetes Fenster reichen schon aus, um die kleinen Streckübungen auszuführen und dabei noch Sauerstoff zu tanken.

Legen Sie einfach los!

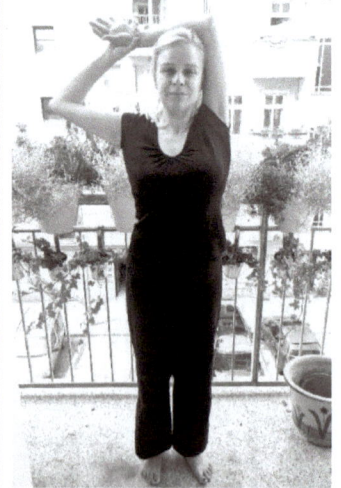

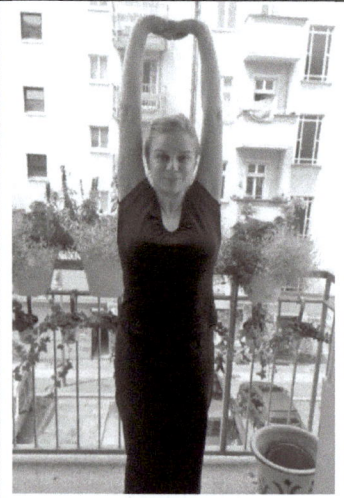

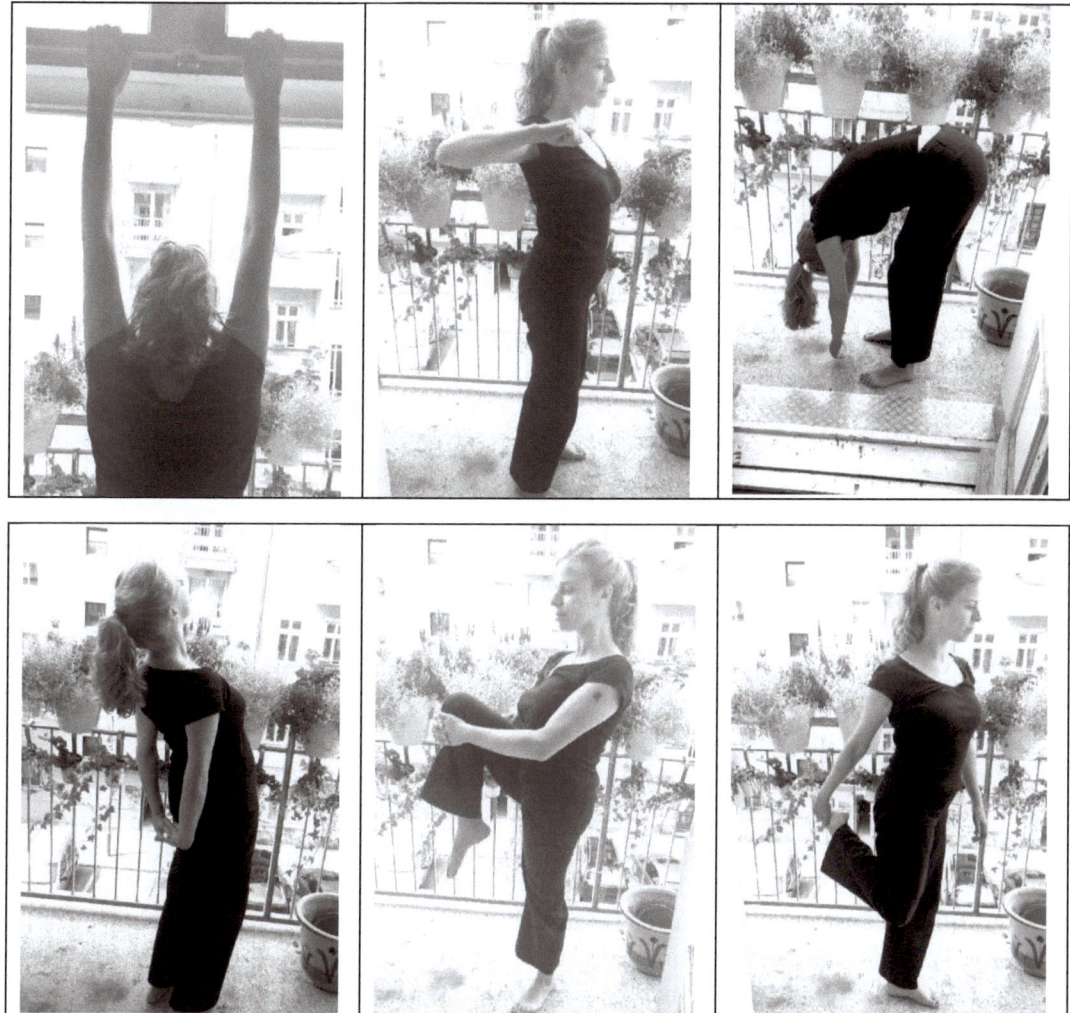

Haben Sie es ausprobiert? Tatsächlich weniger als 5 Minuten!

Cranio-Sacral-Therapie löst Spannungen im Skelettsystem

Die CranioSacral-Therapie ist eine ganzheitliche Methode, die langfristig und anhaltend Fehlstellungen im Bewegungsapparat korrigieren kann.

Die geschulten Hände der CranioSacral-Therapeutin/des Therapeuten, können Fehlstellungen und Spannungen an Schädelknochen, Wirbelsäule und Kreuzbein ertasten und durch sanfte Manipulation lösen.

Der CranioSacral-Therapie bin ich vor vielen Jahren schon einmal begegnet und hatte die Informationen darüber wieder aus dem Gedächtnis verloren.

Vor einigen Jahren nämlich, als das „Japanische Heilströmen" mitsamt meinem gleichnamigen Buch in der Fernsehsendung „Fliege" vorgestellt wurde, erzählte auch eine CranioSacral-Therapeutin davon, wie sie mit dieser Methode Heilerfolge auch dann noch erzielen konnte, wenn Patienten austherapiert schienen.

Zum Beweis hatte sie eine Patientin dabei, die begeistert ihre Ausführungen bestätigte. Diese hatte Heilung erfahren, obwohl sie vorher von Arzt zu Arzt gerannt war, ohne dass ihr noch geholfen werden konnte.

Ich fand die Ausführungen darüber damals sehr eindrucksvoll, aber irgendwie waren sie dann doch wieder in Vergessenheit geraten.

In meiner Umgebung klagten in den letzten Jahren immer mehr Menschen über Rückenschmerzen, Halswirbelsyndrom und Hexenschuss. Eine Mitarbeiterin ließ sich sogar zweimal wegen ihres Bandscheibenvorfalls operieren. Besserung oder gar Heilung ist bis heute nicht erfolgt.

Auch ich selbst leide seit Jahren an einem Halswirbelsäulen-Syndrom, das mir gelegentlich, wenn es akut auftritt, ziemlich zu schaffen macht. Ich habe dann tagelang Kopfschmerzen. Wenn ich regelmäßig die Übungen mache, die eine naturkundlich arbeitende Ärztin mir erläutert hat, geht es mir eigentlich ganz gut. Lasse ich nach in meinen Bemühungen, dann plagt mich wieder Dauerkopfweh.

Diese eigenen Erfahrungen und auch die Beobachtungen der Beschwerden meiner Mitmenschen schärften meine Aufmerksamkeit diesem Thema gegenüber. So hörte ich genau hin, als meine Schwiegertochter mir erzählte, sie hätte eine einzige Sitzung bei einer CranioSacral-Therapeutin absolviert und sei danach für zwei Monate beschwerdefrei geblieben. Auch sie hatte in letzter Zeit zunehmend über Hals-Nacken-Probleme geklagt.

Ich ließ mir sogleich Termine für Behandlungen bei besagter Therapeutin vermitteln.

Nach nur wenigen Sitzungen war ich bereits beschwerdefrei. Seit den ersten zwei Behandlungen schon konnte ich meinen Kopf drehen, ohne das Gefühl zu haben, dass sich Wirbel verkanten.

Und heute kenne ich gar keine Beschwerden mehr. Aber die CranioSacral-Therapie ist auch bis heute nicht aus meinem Leben verschwunden.

Zunächst einmal wollte ich von meiner Therapeutin wissen, wie die Methode genau funktioniert, was bei der Behandlung passiert und bei welchen Krankheitsbildern sie eingesetzt werden kann. Ich bat sie auch, mir Fälle aus ihrem Patientenkreis zu beschreiben, in denen sie besonders in Bezug auf den Bewegungsapparat Hilfe leisten konnte.

Berichte der Heilpraktikerin Anja Wanner-Moritz, Berlin
Patientenerfahrungen:

Anhaltende Spannungskopfschmerzen
Eine Patientin hatte schon alle möglichen Therapien versucht. Medikamente, aber auch Gymnastik halfen nur kurzfristig oder gar nicht. Nach fünf Behandlungen hat sie heute keine Beschwerden mehr. Die Ursache für ihre Kopfschmerzen war offenbar ein Sturz auf das Steißbein vor vielen Jahren. Sie hatte ihm keine

besondere Bedeutung beigemessen. Das Steißbein aber hatte sich etwas nach innen geschoben und erzeugte damit – gleich einem Gummizug – eine Spannung entlang der Wirbelsäule über das Membransystem (Duralschlauch) bis hin zu den Schädelknochen. Durch diesen Zug auf die Schädelknochen und Hirnhäute war der anhaltende Spannungskopfschmerz entstanden. Durch die CranioSacral-Methoden konnten die Blockierungen des Steißbeins und daraus resultierende Spannung aufgelöst werden.

Bandscheibenvorfall

Ein Patient kam in die Praxis, weil er große Angst vor der anstehenden OP hatte. Er wollte die CranioSacral-Therapie als allerletzte Chance versuchen, bevor er sich unter das Messer des Chirurgen begab. In so einem Fall kann der/die Therapeut/in oftmals helfen, indem das gesamte Membransystem entspannt wird. Die Fehlstellungen der Wirbel werden dann über eine Korrektur der Schädelknochen und des Kreuzbeins so korrigiert, dass sich die Bänder und Muskeln der Wirbelsäule entlang entspannen und die Bandscheibe sich in die richtige Position zurück bewegen kann.

Man muss sich die Ursache für einen Bandscheibenvorfall so vorstellen: Die Wirbel werden von festen Bändern und Muskeln gehalten. Bei körperlicher Fehlbelastung kommt es zu einseitigen Verkrampfungen und Wirbel „flutschen" aus der Gegenseite heraus. Wichtig ist in so einem akuten Fall, dass langfristig ein behutsamer Muskelaufbau ausschließlich unter fachlicher Aufsicht stattfindet.

Nackenverspannung durch Stress

Durch alltägliche, emotionale oder berufliche Belastungen kommt es zu Anspannungen der Muskeln und des Membransystems, besonders im Nacken-bereich. Dadurch entsteht ein Druck auf die Nervenwurzeln, was Schmerzen und Spannungen verursacht. In dem jetzt einsetzenden Kreislauf aus Ursache und Wirkung, die dann wieder zur Ursache wird, verschlimmern sich die Symptome.

Durch das Lösen der Verkrampfungen und Korrektur der Knochen von Schädel und Becken lässt sich dieses Beschwerdebild zumeist kurzfristig aufheben.

Wie genau funktioniert die Methode der CranioSacral-Therapie?
Der Schädel, die Wirbelsäule und das Kreuzbein sind ein System, verbunden über das <u>Membransystem, bestehend aus den Hirnhäuten und dem Duralschlauch, der das Rückenmark umgibt.</u>
Gibt es innerhalb dieses cranioSacralen Systems Fehlstellungen und Spannungen, hat das Auswirkungen auf den gesamten Bewegungsapparat. Hat z. B. ein Lendenwirbel eine Fehlstellung oder ist blockiert, so wirkt sich das bis in den Schädel aus, z. B. in Form von *Spannungskopfschmerz*, Tinnitus oder *Halswirbelsäulenproblemen.*
Umgekehrt können Blockaden der Halswirbelsäule oder Kieferfehlstellungen *Schmerzen im unteren Rücken* auslösen, bis hin zu Beckenschiefstand.
Oft lösen sich *Ischiasprobleme* prompt, nachdem der erste Halswirbel <u>de-blockiert</u> wurde und somit die Spannung aus dem Duralschlauch, der wie ein Gummiband wirkt, heraus genommen wird. Oft kommen alte, längst vergessene Traumen wie Schleudertraumen, Stürze usw. an den Tag und man kann plötzlich einen Zusammenhang zwischen uralten Traumen und „neuen" Rückenbeschwerden erkennen und heilen. Eine Verspannung zieht die nächste nach sich, eine Blockade löst die nächste aus, bis der Körper und die Seele das nicht mehr auffangen und kompensieren können. Die Symptome sind dann unser Alarmsignal.

Die CranioSacral-Therapie zieht praktisch den Stecker aus dem Nervensystem, das wie unter Strom steht.

Durch diese totale Entspannung der Systeme kann auch eine Korrektur der Knochen, Wirbel und Membrane eingeleitet werden, was auf ganz sanfte Weise geschieht.

Die CranioSacral-Therapie

Die Bezeichnung basiert auf den Fachbegriffen:

Cranium = Schädel

Os sacrum = Kreuzbein (vorletztes Knochensegment der unteren Wirbelsäule)

Entstanden ist diese Therapie aus einer Entdeckung des amerikanischen Arztes und Osteopathen (manuelle Einwirkung auf Knochen) *William Garner Sutherland* (1873-1954). Er bewies, dass der menschliche Schädel ein bewegliches System aus Schädelplatten ist.

Der Chirurg **Dr. John E. Upledger** aber erst entwickelte eine Therapie aus der wissenschaftlichen Entdeckung seines Kollegen.

Eine Behandlung dauert etwa 1-1,5 Stunden und besteht aus gezielter Druckausübung, die zu Korrekturen an den Knochenpartien führt.

Die Therapeutin, Frau Wanner-Moritz erklärte mir, dass durch die sanfte Einwirkung auf das Membransystem ein Heilungsvorgang in Gang gesetzt würde. Vorher war durch unnatürliches Leben und falsche Haltungen, die Botschaft an Muskeln und Gewebe zur „Schonhaltung" gegeben worden, daher ist es zu Ver-krampfungen gekommen.

Diese Botschaft wird nun manuell ersetzt durch die Botschaft, den Krampf, der wie eine Blockade wirkt, aufzulösen (unwinding = entspannen, entwirren.)

Lange nach der Sitzung beim Therapeuten/bei der Therapeutin wirken die „Behandlungen" weiter.

Es ist immer wieder interessant zu beobachten, dass es Heilmethoden gibt, die überaus wirksam sind und bei denen man nicht mit Langzeitschäden und Nebenwirkungen rechnen muss.

Es wäre wünschenswert, wenn sich alle Menschen auf solche natürlichen Mittel besinnen würden. Man mag sich nur vorstellen, wohin ein chronisch gewordenes Halswirbelsyndrom führen kann. Im schlimmsten Fall in die Invalidität.
Wir alle sind also aufgefordert, rechtzeitig etwas für die eigene Gesundheit zu tun.

Die Cranio-Sacral-Therapie bietet gewiss eine empfehlenswerte Möglichkeit dazu.

Das Buch „ Sanfte Hände lösen Schmerzen"
Die Methode der CranioSacral-Therapie hatte mich derart interessiert, dass ich der Therapeutin vorschlug, gemeinsam mit ihr ein Buch darüber zu schreiben.
Mir lag daran, meinen Mitmenschen diese Behandlungsweise näher zu bringen, weil mir deren Funktion total einleuchtet und von deren Wirkung ich mich bis heute täglich überzeuge.

Bis heute? Verwundert Sie das?

Nun, mein minikleines Gymnastikprogramm, das ich täglich absolviere, besteht aus Übungen, die als Prävention mit Hilfe der CranioSacral-Methode zu verstehen ist. Freilich, diese Behandlungsweise ist ansich keine Selbsthilfemethode und gehört in die Hände von erfahrenen Therapeuten.
Aber - mein nettes kleines Sportprogramm ist ganz darauf ausgerichtet, die Wirbelsäule ins Lot zu bringen und im Lot zu halten, sowie „in den Gelenken „Platz zu schaffen", damit deren Auskleidungen Gelenkschmiere bilden können.
Mein Ziel ist also, schon im Vorfeld Spannungen zu lösen und Blockaden gar nicht die Chance einzuräumen, den Energiefluss in den Meridianverläufen zu verhindern.

Klingt einfach, nicht wahr? Ist auch ganz einfach, wie Sie in meiner Fotodemonstration sehen können!

Wofür wir einen „standfesten" Gleichgewichtssinn unbedingt brauchen

Es fängt damit an, dass man sich die Strümpfe nicht mehr im Stehen anziehen kann, nicht mehr im Stehen in die Hosenbeine schlüpfen kann und einfach nicht mehr so „standfest" ist, wie noch vor kurzer Zeit.

Und das passiert Menschen auch in jüngeren Jahren, wenn man sich festhalten muss, sich etwas schwindelig fühlt oder etwas taumelig, nicht immer ohne zu wackeln geradeaus gehen kann.

Wer aber bringt die wackeligen Beine oder die schwindelige Benommenheit schon mit gestörtem Denkvermögen in Verbindung?

Aber genau hier gilt es anzusetzen, wenn die Dinge wieder „ins Lot" kommen sollen, denn es gibt einen unmittelbaren Zusammenhang zwischen einem gut funktionierenden Gleichgewichtssinn und guten Denkleistungen.

Viele ältere Menschen nehmen es als schicksalsgegeben hin, dass sie eben nicht mehr so stabil auf den Beinen sind und ahnen nicht, dass auch die Arbeit ihres Gehirns direkt mit dem Gleichgewichtssinn in Verbindung steht und auch ihre Sehleistung und ihre Hörleistung beeinflussen kann. Nachfolgend sind einige Zusammenhänge aufgelistet und diese betreffen keineswegs nur Senioren sondern sind maßgeblich in jedem Lebensalter angefangen in der Kindheit. Das Gleichgewichts-System (vestibuläres System) ist zuständig für:

- o Wahrnehmung von Positionen und Bewegung des eigenen Körpers im Raum
- o Geschwindigkeitsveränderung und Beschleunigung (Drei Bogengänge im Innenohr bilden das Drehsinnesorgan mit zwei Vorhofsäckchen)

- o Quelle und Adressat für Informationen über die Position des Körpers im Raum (Kooperation zwischen visuellem System und den Sensoren aus Muskeln, Sehnen und Gelenken)
- o Stabiles Bild sehen trotz Körperbewegung durch Verschaltung mit den Augenmuskeln (vestibulo-okulärer Reflex)

Eine Störung des vestibulären Systems führt zu Symptomen wie Schwindel, Orientierungslosigkeit und oft auch Übelkeit.

Das Gleichgewichtssystem steht also mit sehr vielen Teilen des Gehirns in Verbindung.

Ein gut funktionierendes Gleichgewichtssystem ist eine unabdingbare Voraussetzung für gute kognitive Leistungen (Denkleistung). Auch die Fähigkeit, Zeiten einschätzen zu können und sich zeitlich zu orientieren, hängt mit dem Gleichgewichtssinn zusammen. Alle funktionsfähigen Sinnessysteme sind eine wichtige Voraussetzung für das Lernen und für angemessenes Verhalten. Im besonderen Maße gilt das für das Gleichgewichtssystem.

Unausgewogenheit im Gleichgewichtssinn können sich u. a. auch in der schlaffen Haltung eines Menschen zeigen, wenn die Körperhaltung, keine Grunspannung aufweist.

Nachlassende geistige Leistungen bei älteren Menschen

Diese hängt oftmals mit der Schwächung ihres Gleichgewichtssinnes zusammen, wird aber nur selten damit in Zusammenhang gebracht Aber man muss einen geschwächten Gleichgewichtssinn keineswegs auf sich sitzen lassen.

Die gute Nachricht nämlich ist die, dass sich der Gleichgewichtssinn wieder stabilisieren lässt - man kann ihn mit nur wenig Aufwand t r a i n i e r e n.

Leistungen an Schulen hängen oft mit Gleichgewichtssinn zusammen

1. An der Uni Potsdam wurde unter Leitung von Prof. Bittmann 2005 in einer Studie geprüft, ob es Zusammenhänge zwischen Gleichgewichtsleistungen von 11-jährigen Grundschülern und deren Schulleistungen gibt. Das Ergebnis war eindeutig. Die schwächeren Schüler und Schülerinnen zeigten im Durchschnitt auch schlechtere Gleichgewichtsergebnisse.

2. Auch in Hessen wurde ein breit angelegtes Screening Projekt mit 3338 Personen durchgeführt, in dem das *Hören*, *Sehen* und das *Gleichgewicht* getestet wurde. Die Ergebnisse wurden in einen Zusammenhang mit den Noten in Mathematik, Deutsch und Sport gestellt. Auch hier bestätigte sich der Zusammenhang. Schüler mit einem schlechteren Gleichgewicht hatten oft schlechtere Noten. Erschreckend war der insgesamt hohe Anteil von Personen mit Gleichgewichtsauffälligkeiten in der untersuchten Personengruppe.

3. Das hessische Ministerium startete daraufhin ein Trainingsprogramm an Schulen um die Gleichgewichtsleistungen zu verbessern. Vor dem Training wurden mit den Schülern und Schülerinnen Leistungstests (Lesen, Schreiben, Rechnen) und Erhebungen des Leistungsstandes im fein- und grobmotorischen Bereich, sowie zu sozial und emotionalen Faktoren im Schulumfeld durchgeführt.
Nach dem Training zeigten sich *deutliche Verbesserungen der Leistungen* der Trainingsgruppe gegenüber der Kontrollgruppe beim Lesen, Schrei-ben, Rechnen.

In der nachfolgenden Darstellung werden die einzelnen Zusammenhänge dargestellt.

Gleichgewichtssinn steht in Zusammenhang mit:

Sozialverhalten   Unruhe, Unordnung, Konzentrationsschwäche, Vermeidungsverhalten, Desorientiertheit, unangemessenes Verhalten, Kaspern

Emotionalität   Ängste, Unsicherheit, Zerstreutheit, geringes Selbstbewusstsein, Kritikempfindlichkeit, impulsives Verhalten

Gedächtnis   geringe Merkfähigkeit

Verdauung   Darmkontrolle, Blasenkontrolle, Reiseübelkeit

Motorik   Stolpern, Hinfallen, Ungeschicklichkeit, überschießende Bewegungen, Trägheit oder Unruhe, Körpertonus (Hypotonie, Hypertonie = Verminderung oder Erhöhung der Muskelspannung)

Hören   Richtungshören, zielgerichtetes Heraushören, Unterscheiden von Lauten

Sprache   verzögerte Sprache, ungenaues Sprechen, fehlerhafte Sprache

Sehen   verschwommenes Sehen, doppelt sehen

Lesen   unregelmäßige Augenbewegungen, Zeilen nicht einhalten können, Buchstaben, Silben und Worte vertauschen

Schreiben   Schreibrhythmus, Schreibdruck, Schreiben auf Linien,

Rechnen   Raumvorstellung, Orientierung im Raum, Reihenfolge, Größen- und Höheneinschätzung, Zahlendreher

Übungen, um den Gleichgewichtssinn zu stärken sind ganz einfach:

1. Mit ausgebreiteten Armen im Uhrzeigersinn drehen, 20 x, 1-2 x tägl.
2. Auf einem Bein aufrecht stehen, das Knie des anderen Beines hoch zur Brust ziehen, für 20 Sekunden halten   1-2 x tägl.

Wenn das anfänglich nicht perfekt gelingt - nach wenigen Tagen klappt's.

Die fünf Tibeter

Hier sind sie, die besten Leibesübungen, die ich kenne

Kenner sagen, dass man getrost weitere Übungen vergessen kann, wenn man regelmäßig diese genialen Ur-Yogastellungen ausführt.

Sie gelten als geniale Wirbelsäulengymnastik und nützen dem gesamten Skelettsystem, den Gelenken wie auch den Muskeln, Sehnen und Bändern.

Ihre größte Wirkung allerdings ist ihr direkter Einfluss auf das Endokrine Drüsensystem. Damit wird die gesamte Hormonausschüttung im Körper stimuliert. Und die Hormone sind es ja, die weitgehend zuständig sind, für das körperliche und auch seelische Wohlbefinden eines Menschen. Sie sind maßgeblich für Aktivsein, für Unternehmungslust und steuern letztendlich sämtliche Funktionen aller Körpersysteme.

Noch dazu sind die 5 Tibeter bestes Figurentraining und koordinieren den Energiehaushalt und auch die Stimmungslage.

Es bietet sich hier also ohne großen Zeitaufwand eine optimale körperliche, ja auch geistige Fitness. Denn mitsamt den 21 Wiederholungen jeder Übung benötigt man nur etwa 7 Minuten täglich (!) für das gesamte Programm.

Aber man beginnt damit, jede einzelne der Übungen erst einmal nur 5x zu wiederholen. Nach einigen Tagen wird jede Übung dann 7x, später dann 9x u. s. w. wiederholt, bis man bei 21 Wiederholungen angekommen ist.

Der verzögerte, also sanfte Einstieg ist deshalb erforderlich, weil es sonst möglicherweise zu einer unerwünschten Hormonüberflutung kommt.

Ich selbst praktiziere eine „entschärfte" Form der 5 Tibeter und stelle auch diese hier vor. Die überzeugten (und strengen) „Jünger" dieses Körper/Seelen-Trainings mögen mir das bitte nachsehen.

Interessierte finden Beschreibungen der originalen **_5 Tibeter - Das alte Geheimnis aus den Hochtälern des Himalaya_** in dem Buch von Peter Kelder.

Die 5 Tibeter – leicht entschärfte Darstellung der Übungen

1. Übung Stehen und mit ausgebreiteten Armen, Handflächen nach oben, im Uhrzeigersinn drehen. Zum Schluss auf die gefalteten Hände schauen, bis der Schwindel vorbei ist. Diese Übung ist auch wirkungsvoll für Gleichgewichtssinn und Konzentrationsfähigkeit .	
2. Übung Kopf und Beine heben, Rücken fest auf den Boden, Handflächen ebenfalls. Beine anwinkeln, Fersen nach oben drücken, einatmen. Beine wieder anwinkeln und lang am Boden ausstrecken, ausatmen. Diese Übung stärkt auch die Bauchmuskeln.	
3. Übung Knieend fest auf eingeschlagene Zehen abstützen, dabei Hände hinter die Schenkel. Mit dem Körper nach vorne pendeln, dabei Kopf auf Brust, dann wieder nach hinten pendeln, Kopf in den Nacken legen. Den Körper beim Pendeln nicht abknicken.	
4. Übung Aufrecht sitzen, Körper mit Bauch nach oben zur Brücke anheben, Füße parallel nebeneinander stellen, Kopf nach hinten. jedoch nicht überdehnen (wg. Schilddrüsenstimulation). Zurücksetzen zwischen die Hände, Kinn auf die Brust senken und dabei ausatmen.	
5. Übung Auf alle Viere stützen, Hände und Füße jeweils etwa 60 cm auseinander stellen, Fersen auf dem Boden lassen. Popo weit nach hinten schieben, einatmen. Dann im Wechsel Bauch durchhängen lassen und dabei ausatmen.	

Räumen Sie sich die Chance ein, herauszufinden, was diese „5 Tibeter" für Sie tun können. Sie werden überrascht sein, dass Sie damit nicht nur ideale Trainings-möglichkeiten für den Körper entdecken, sondern ein ausgesprochenes *Jung-programm* für sich erobern.

Selbst wenn Sie erstmal jede Übung nur 3x oder 4x ausführen und dafür gerade mal 2 Minütchen „opfern", spüren Sie schon nach wenigen Wochen die belebende Wirkung, die man Ihnen ***auch ansieht.***

Durch Sport kann man die Gehirnzellen zu neuem Wachstum anregen

Jede Form der Bewegung hat einen direkten Einfluss auf Ihre kleinen grauen Zellen und sorgt dafür, dass sich neue Gehirnzellen bilden.

Wer hätte nicht Lust darauf, den eigenen Denkapparat zu verjüngen? Sie meinen das ginge nicht, das Gehirn erfährt im Laufe eines Lebens einen naturgemäßen Abbau und das ließe sich nicht mehr regenerieren?
Ganz falsch!

> *Wollen Sie das effektivste Dopingmittel für Ihr Gehirn kennenlernen? Es ist Bewegung. Jeder zurückgelegte Schritt und jedes kleine Gymnastiksegment hilft dabei, dass sich neue Gehirnzellen bilden können. Wie das funktioniert? Na, lesen Sie mal weiter!*

Bewegung in jeder Form bewirkt, dass die Verdrahtungen und Verästelungen der Zellen im Gehirn untereinander dichter und stärker werden und die Anzahl der Blutgefäße im Hirn durch Sport zunehmen kann. In jeder Minute strömt dann mehr Sauerstoff durch das Gehirn und es bekommt mehr Nährstoffe.
Die regelmäßige Bewegung baut darüber hinaus die Fettablagerungen zwischen den Gehirnzellen ab, damit die Nervenimpulse ungehindert zwischen Ihren grauen Zellen fließen können.

Noch vor wenigen Jahren waren auch die Wissenschaftler der festen Überzeugung, dass einmal untergegangene Gehirnmasse sich durch nichts wieder zum Leben erwecken lässt.
Aktuelle Forschungen jedoch beweisen das Gegenteil.

Sport vermag den altersbedingten Gehirn-Abbau durchaus zu stoppen!

„Ausdauertraining oder Koordinationssport lässt uns ein bisschen die Zeit zurückdrehen", so die Professorin *Ursula Staudinger*.

Aber keine Angst, es geht hierbei nicht um sportliche Höchstleistungen, die gefordert werden. Vielmehr ist es die Regelmäßigkeit, die hier positiv zu Buche schlägt.

Jeden Tag eine kleine Gymnastik mit Dehnen und etwas Muskelbelastung, sowie mehrmals wöchentlich ein ausgedehnter Spaziergang in schneller Gangart, lassen die Neuronen (Nervenzellen) sprießen und sich über Synapsen (Überträger) neu vernetzen.

Und das sind die Wirkungen, die durch ein klein wenig Sport, <u>täglich ausgeübt</u>, zu erreichen sind:

o   Ankurbeln der Durchblutung des Denkapparates.
o   Erhöhen der Sauerstoffzufuhr im Gehirns um bis zu 30 Prozent.
o   Sie können konzentrierter und kreativer denken.

Seit mir diese Zusammenhänge bewusst sind, habe ich eine andere Einstellung zum Treppensteigen beispielsweise. Ich lege nun die Treppenstufen zu meiner Wohnung in dem Bewusstsein zurück, dass jedes Überwinden meiner, früher als mühsam empfundenen Treppenstufen, mir nun dabei hilft, geistig fit zu bleiben und <u>dass ich mir mit jedem Schritt neue Hirnzellen basteln kann.</u>

Dabei stelle ich mir diesen Vorgang auch bildlich vor, denn ich weiß ja, dass unser Unterbewusstsein besonders gut auf Visualisieren reagiert.

Ich illustriere also mit meinen Gedanken meine körperlichen Regenerationssysteme und verstärke damit ihre Funktionen und Möglichkeiten.

Ich habe dann das Empfinden, dass mit diesem Bewusstsein auch meine Schritte beflügelt sind und mein Energielevel spürbar deutlich wächst.

Sport mit den Fingerspitzen – schnell mal zwischendurch

Diese kleinen „Sekundenübungen" haben vielfältige Wirkung

- ✓ Die Gelenkigkeit der Finger wird hier trainiert und der Fingersteifheit vorgebeugt.
- ✓ Die Reaktionsfähigkeit wird erhöht, weil die Aufmerksamkeit auf die Fingerbewegungen und ihre Gegenläufigkeit gerichtet ist.
- ✓ Die Konzentrationsfähigkeit wird dadurch gesteigert, dass die rechte und die linke Gehirnhälfte zu schnellem Wechsel angeregt wird. Diese Übung wird auch von den Gedächtniskünstlern angewandt, um die „kleinen grauen Zellen" auf Trab zu bringen.

Die Übung wird rasch gegenläufig ausgeübt und dann wieder rückwärts

	Daumenspitze liegt auf Zeigefingerspitze	Daumenspitze liegt auf Spitze des kleinen Fingers
	Daumenspitze liegt auf Mittelfingerspitze	Daumenspitze liegt auf Ringfingerspitze
	Daumenspitze liegt auf Ringfingerspitze	Daumen lieg auf Mittelfingerspitze
	Daumenspitze liegt auf Spitze des kleinen Fingers	Daumenspitze liegt auf der Zeigefingerspitze

Diese Übung kann erst einmal im Zeitlupentempo trainiert werden. Das Tempo wird dann langsam gesteigert, bis es vorwärts und rückwärts zügig abläuft.

Gelenktraining durch Fingerziehen – kombiniert mit Heilströmen

Diese Methode empfiehlt sich für alle Gelenke des Körpers

Damit wird in den Gelenken Platz geschaffen. Dieser wird benötigt, weil in der Gelenkauskleidung die sogenannte Gelenkschmiere gebildet wird, die sowohl als Gleitmittel dient, als auch für den Schutz des Knorpels gegen Reibungen und Abnutzung. Wichtig bei der Anwendung ist, dass hier sanft gearbeitet wird, also nicht Reißen, Zerren oder abrupt vorgehen.

Alle diese Übungen sind gleichzeitig auch *CanioSacral-Anwendungen*. Denn dabei geht es ja in erster Linie darum, das Skelettsystem ins Lot zu bringen. Nur wenn die Wirbelsäule ganz gerade verläuft und die Gelenksysteme symmetrisch mit ihre verbunden sind, wird die Basis dafür geschaffen, dass Knochen- und Gelenk-Abbau vorgebeugt wird und ggf. einreguliert wird. Abbau nämlich ist zumeist eine Folge von Ungleichgewicht im Knochengerüst:

Das Fingerziehen – Jeder Finger wird einzeln umfasst und mit einer Zugkraft von nicht mehr als 2 Gramm sanft gezogen. Zudem kann diese Übung auch als *Japanisches Heilströmen* zur Unterstützung von Heilvorgängen genutzt werden.

Strecken der Wirbelsäule – den Scheitelpunkt oft am Tage nach oben strecken (wie wenn man größer werden will). Auch Arme weit nach oben strecken.

Lösen der Kniegelenke – Schwere Wanderschuhe oder Winterstiefel anziehen, sich auf eine Tischkante weit nach vorne setzen und die Füße baumeln lassen.

Tennisellenbogen – kleine Last am nach unten hängenden Arm baumeln lassen.

Schultergelenke – hier wird die Übung aus der Basisgymnastik angewandt: Handgelenk umfassen um über den Kopf Richtung der anderen Schulter ziehen.

Hüftgelenk – auf eine Treppenstufe stellen und jeweils ein Bein sachte hin und her pendeln.

Fußgelenke – öfter am Tage kreisen lassen.

Japanisches Heilströmen begleitet Bewegung, Lockerung und Heilung

Fingerübungen, immer mal zwischendurch, können vielfältige Wirkung haben.

Das Japanische Heilströmen unterstützt den Energiefluss der Heilenergie (Prana, Chi, Odem), die in den Meridianen fließt. Bestimmte Akupunkturpunkte können gehalten werden, damit Heilungsvorgänge ungestört passieren können. So können mit dem Fingerziehen auch gleich energetische Anregungen auf die Körpersysteme gegeben werden. Halten Sie dafür jeden Finger für etwa 3 Minuten mit sanftem Zug Richtung Fingerspitzen, für die Doppelwirkung (*Ziehen* und *Strömen*).

	Daumen-bei Verdauungs-Magen-Milz-Pankreas- Ausscheidungs-Problemen, Sodbrennen, Kopfschmerzen, Fuß- Gleichgewichtsstörungen.		**Ringfinger**- Lungen-Dickdarm-Rücken-Bein-Augen-Atmungsprobleme. Schlaflosigkeit, Allergien, Oberschenkel und Herzbeschwerden.
	Zeigefinger bei Nieren-Blasen-Verdauungs Problemen Stress, Blutdruckabweichungen, Hör-Nacken-Knie-Hüft-Schulter-Kreislaufprobl..		**Kleiner Finger** bei Herz, Dünn-darm-Blutdruck-Wunden-Herz-Augen-Ohren-Gleichgewicht, Nebennieren-Rücken-Hinterkopfproblemen
	Mittelfinger bei: Leber-Gallen-Atem-Hals-Verdauungs-Problemen. Bei Brustkorb, Hüft-Nacken, Rücken, Hüft, Armbeschwerden. Geistige Wachheit.		**Handmitte**, bei: tauben Händen, Füßen, Schilddrüsenproblemen, fehlendem Lebensmut .Energielosig-keit. Kurzversion für den Mittelstrom.

Siehe ***Japanisches Heilströmen PRAXISBUCH***, Autorin Ingrid Schlieske bei AMAZON

Kinder brauchen Sport – und zwar reichlich

Vergessen Sie (nur dafür) meine guten Ratschläge, die ich erwachsenen Sportmuffeln gebe. Für Kinder gelten ganz andere Regeln!
Damit Kinder ihr Leben lang Lust auf Sport haben, bedarf es in der Kindheit und Jugend der nachdrücklichen Motivation durch Eltern und Erzieher.

Es gibt ein so schönes Wort, das da heißt VERANTWORTUNG. Und genau die haben wir den Heranwachsenden gegenüber. Obwohl es passieren konnte, dass wir Erwachsenen in eine gewisse Bewegungslosigkeit hineingeraten sind, die jetzt nur schwer zu überwinden ist, müssen wir doch kluge Vorsorge dafür treffen, dass unsere Jugend nicht auch in eine solche Falle gerät und später zu der gemütlichen Fraktion zählt, die man gemeinhin als Coach-Potatoes bezeichnet.
Damit das also nicht passiert, mache ich hier einen kleinen Sidestep, weg von der Unlust am Sport, hin zu Jugendlichen, die ihre Lust am Sport entdecken.

Hier finden Eltern wirksame Tipps, die es leicht machen, die eigenen Kinder zu sportlichem Tun und zu sportlichen <u>Gewohnheiten</u> zu bewegen.

Denn - künftig wird die Versuchung noch größer sein, am PC zu sitzen, Auto zu fahren, statt zu laufen und sitzende Berufe zu ergreifen, statt in Wald und Feld unterwegs zu sein.

Meine Erfahrungen als Fitnesstrainerin

Viele Jahre habe ich meine BIOFITNESS-Farm im Vogelsberg geleitet, in der sich zu den Ferienzeiten Kinder einfanden, die abnehmen wollten und sollten. Diese Gruppe wohnte zusammen mit einer Betreuerin auf einer Extra-Etage mit eigenem Wohnzimmer und Esszimmer. Ich berichte hier von einer Oster-Ferienzeit, als die Farm von sieben Jugendlichen bevölkert war, denen es gelungen ist, allein in diesen zwei Wochen, ihrem Idealgewicht näher zu kommen. Und - was noch viel wichtiger ist, sie wurden zu ihrem eigenen Erstaunen und dem ihrer Eltern zu Sportlern. Dem Betreuungsteam war es fast unheimlich, wie schnell diese jungen Gäste ihr Übergewicht verabschieden konnten und wie flott sie sportlich unterwegs waren. Und das lag keineswegs alleine an der Kalorienreduktion sondern vor allen Dingen an dem sehr umfangreichen Sportprogramm. Das nämlich wurde den Kindern untergejubelt, ohne dass diese es so richtig realisierten. Die Kiddies nahmen übrigens damit und mit dem Ernährungskonzept deutlich schneller ab, als ihre Eltern oder die Erwachsenen, die oftmals zur gleichen Zeit Gäste der Farm waren.

Sport ist keineswegs Mord
Sport ist vielmehr pralles Vergnügen und das den ganzen Tag lang. Unsportliche Kinder? Die gibt es nicht! Auf der Farm hatte jeder Freude an der Bewegung. Spätestens dann, wenn bemerkt wurde, dass die ungeliebten Pfunde schmelzen, wie Schnee in der Sonne, wenn man sich auf gewisse Vorgaben einlässt. Und dazu haben wir letztendlich jeden Teilnehmer begeistern (manchmal überlisten) können.

Das tägliche Bewegungs-Programm
Nein, keine Sorge, sowas mute ich Ihnen nicht zu, obwohl das auch mir damals, gemeinsam mit kleinen und großen Kurgästen, großen Spaß gemacht hat:

- Kraftraum mit Standfahrrad, Rudergerät, leichten Gewichten, Stepper Trampolin, Hula Hopp, Springseilen u. a.
- Schwimmen und Spielen im Wasser
- Boxtechniken, Reaktionsübungen, Punchingball
- Jonglieren mit drei Bällen (kann man in einer Woche erlernen)
- Fußball spielen auf einem Platz in der Nachbarschaft
- Wandern, Federball, Tischtennis
- Wirbelsäulengymnastik
- Sixpack-Übungen, um Muskelpartien sichtbar zu machen

Es reicht nicht, einfach Pfunde zu verlieren. Der Körper soll ja auch geformt werden. Und dazu ist es u. a. wichtig, die Muskeln zu trainieren. Diese nämlich definieren die Köperpartien und stützen das Skelettsystem.

In ein Kinderleben gehören <u>täglich</u> (!) mindestens eineinhalb Stunden Sport.

Sport in der Kindheit ist einfach wichtig

Es ist besorgniserregend, wie wenig Sport die Jugendlichen heute treiben. Bei den früheren Generationen gingen die Kinder nach der Schule auf die Straße und waren bis zum Abend pausenlos in Bewegung. Vom Seilspringen bis zu Hüpfspielen, Laufwettbewerbe, Fahrradfahren und Höhlenbauen, Zäune übersteigen, Baumklettern bis hin zu kilometerweiten Ausflügen. Der Tag war angefüllt mit Abenteuern und körperlicher Herausforderung.

Es gab damals keine dicken Kinder! Die sind erst durch Unbeweglichkeit, Chips und Süßigkeiten „gezüchtet" worden.

<u>**Auszug aus dem Erfahrungsbericht einer 15-jährigen, die auf der Farm „kurte"**</u>

„Vor mir lagen sechs ganze Wochen. Ich muss sagen, dass es wichtige Wochen in meinem Leben waren, auch wenn die Zeit mir damals dann manchmal recht lang vorkam!"

Neben der Ernährungsumstellung, auf die ich noch zu sprechen komme, wurde ich erst einmal in das Sportprogramm eingeführt, das ich anfänglich ziemlich krass fand. Es ist nicht so, dass ich unsportlich bin. Aber als sportlich hätte ich mich auch nicht gerade bezeichnet. Dies, weil ich leidlich Tischtennis spielte und einmal wöchentlich mit meiner Tante ins Fitnesscenter ging. Der Sportunterricht in meiner Schule verlief aber eher mäßig und fiel sogar öfter zu Gunsten anderer Fächer aus.

Die sportlichen Pflichten auf der Farm

Auf dieser Farm ging es für mich richtig zur Sache. Ein bisschen gemein fand ich anfänglich, dass die Erwachsenen selbst entscheiden konnten, wie sie sportlich unterwegs sein wollten. Ich aber wurde ständig zu ungewohnten Aktivitäten genötigt.

Ich fand es schon lästig, dass Ausschlafen, obwohl ich doch Ferien hatte, gestrichen war. Zur nachtschlafenden Zeit, nämlich um acht Uhr morgens, traf man sich bereits, um einen Apfel, eine Kiwi, eine halbe Birne, 2 Pflaumen oder sonst ein Stück Obst zu vertilgen.

Und dann begann der Sportlertag für mich.

Sport für die Jugend auf der Farm

- 8.30 Uhr bis 9.30 Uhr: Wirbelsäulengymnastik, - CranioSacral-Übungen,
- 5 Tibeter (spezielle Yogaübungen) mit Trainerin
- 10.00 Uhr Laufen mit Stöcken, Schwimmen
- 12.30 Uhr Jonglieren lernen
- 14.30 Uhr Tischtennis mit Trainer, Krafttraining, Stepper, Fahrrad
- Boxtraining für die Reaktion
- 18.00 Uhr krasse Sixpackübungen mit der Trainerin
- Einmal in der Woche Discotanz mit Susanne, Kletterwald,
- Federball, Seilspringen u. v. a.

Mit allen Aktivitäten kamen die Jugendlichen im Schnitt auf fünf bis sechs Stunden Sport am Tag, wenn sie nicht schummelten. Das stelle man sich mal vor!

Das Erstaunliche war, dass wir diesen Zeitaufwand gar nicht bemerkten, so kurzweilig war das alles. Und man absolvierte diese Aktivitäten nach kurzer Zeit routinemäßig, ohne sie noch als besonders anstrengend zu empfinden. Auch dann nicht, wenn Sport vorher nicht zu unseren Ambitionen gehörte.

Meine Motivation dort auf der Farm

Sehr motivierend für den Beginn meines Sportlerlebens war für mich meine Sport-Trainerin Ingrid Schlieske.

Eine Reihe der Übungen machte sie in dieser ersten Woche nur mit mir, weil ich ja erstmal die einzige Jugendliche war. Sie besprach auch mein Trainingsprogramm mit mir für die Zeiten, in denen mir kein Trainer zur Verfügung stand.

Sie absolvierte tatsächlich das g e s a m t e Programm mit mir. Ich staunte. Denn wo ich nach wenigen Wiederholungen passen musste, machte sie 20, 30, 40 Mal mühelos die einzelnen Übungen.

Das hört sich nicht so weltbewegend an, aber die Frau war 70 und viel fitter als ich. Es tröstete mich erst mal wenig, dass sie versprach: „Warte mal ab, in der dritten Woche überholst Du mich bei allen Übungen locker von rechts und links!"

Und genauso kam es.

Ich war mit großem Ernst bei der Sache. Meine Großmutter hatte ja das viele Geld für den Farmaufenthalt für mich ausgegeben. Es war selbstverständlich für mich, dass sie das nicht aus dem Fenster geworfen hatte. Dafür wollte ich eine ehrliche Leistung abliefern. Und mir wurde außerdem, wenn ich erfolgreich sein sollte, eine Shoppingtour versprochen.

Ich wollte keine Besuche in dieser Zeit auf der Farm, sondern intensiv an mir arbeiten und das Resultat als Überraschung präsentieren.

Ingrid Schlieske hatte mich mal gefragt, ob ich freiwillig gekommen sei. Ich bejahte das. Sagte aber auch, dass ich hätte auch kommen m ü s s e n , wenn ich selbst nicht entschlossen gewesen wäre.

In den ersten Tagen ist mir alles ziemlich schwer gefallen. Ich hätte keine einzige der Übungen öfter gemacht, als meine Trainerin es mit mir gemeinsam durchzog. Wenn sie aufhörte, stoppte ich auch sofort. Ein gehöriger Muskelkater war dann auch noch der „Lohn" für die ungewohnte Anstrengung.

Aber bereits in der Anfangszeit ging ich zwischen den festgesetzten Übungs-zeiten ganz freiwillig in den Sportraum und steigerte meine Leistung kontinuierlich.

Die Versprechungen von Frau Schlieske allerdings mochte ich nicht recht zu glauben. Sie stellte mir in Aussicht, zwei Kleidergrößen weniger bis zu meiner Abreise erreichen zu können.
Auch traute ich dem Zuwachs an Muskeln und straffem Gewebe durch den Sport den sie mir versicherte, nicht so wirklich.

Erste erkennbare Erfolge
Frau Schlieske achtete darauf, dass wir nicht mit hohen Gewichten arbeiten, damit wir als Mädchen keine Muskelpakete und keine breiten Rücken bekämen.
Die so genannten Sixpackübungen auf der Matte allerdings sollten schon nach etwa zwei Monaten intensiven Trainings sichtbare Ergebnisse bringen.
Nun bin ich von Haus aus ein skeptischer Typ und warte erst mal ab, was so passiert und was möglich ist.
Zugeben musste ich nach kurzer Zeit, dass meine Kräfte und meine Kondition täglich wuchsen. Bauchübungen, die mir anfänglich schwer gefallen waren und die ich nur durchhielt, um mich nicht zu blamieren, gingen mir schon nach nur einer Woche „gut von der Hand".
Und nach zwei Wochen hatte ich das Gefühl, immer so supersportlich gewesen zu sein. Dazu gehörte jetzt 200 mal Seilspringen am Stück, 100 Situps, die anderen Muskelübungen, ewig langes Fahrrad fahren, den Stepper strapazieren und natürlich täglich zu versuchen, Fred den Tischtennistrainer, zu schlagen, was mir auch immer öfter mal gelang.

Sixpack-Übungen für die Jugend
Am Spätnachmittag traf man sich im Sportraum, um die Figur gezielt zu formen

und eine schlanke Taille zu erhalten. Dazu eignen sich einige Übungen, die besonders die Bauch- und Rumpfmuskeln, aber auch die der Beine trainieren. Das Ziel ist, die Wiederholungen der einzelnen Trainingseinheiten laufend zu steigern. Erwachsene Kurgäste nahmen an diesem Trainingssegment freiwillig teil, passten aber oft schon nach den ersten Übungsstunden.

Wenn man diese Übungen konsequent durchführt, kann man schon nach kurzer Zeit die ersten optischen Ergebnisse an sich bewundern. Auch hierbei war es für mich sehr motivierend, wie locker und leicht meine Trainerin Ingrid Schlieske mir auch diese Trainingsstrecke vorturnte.

Klettern in den Baumwipfeln

Der Ausflug in den Kletterwald auf der nahen Mittelgebirgserhebung *Hoherodskopf* (acht Kilometer von uns entfernt, knapp 800 Meter hoch) ist eine willkommene, gelegentliche Abwechslung. Dort steigt man mit verschiedenen Schwierigkeitsgraden in den Wipfeln von Bäumen herum. Neben dem Riesenspaß ist das auch eine Mutprobe und eine bemerkenswert große körperliche Anstrengung.

Eines Tages rief meine Mutter an und wollte mich sprechen. Sie hatte Ingrid Schlieske am Apparat. Diese sagte ihr, es täte ihr leid, ihre Tochter könne jetzt nicht ans Telefon kommen, sie wäre noch beim Sport. „Was, fragte meine Mutter, beim Sport? Sprechen wir hier von dem gleichen Kind?"

„Ja Mama, so kann es kommen. Deine Tochter ist jetzt eine Sportlerin und so soll es auch bleiben!"

Auch die richtige Ernährung war mitentscheidend für die guten Ergebnisse.

Also, ich will nicht ausschließlich vom Sport berichten. Schließlich war mein Hauptanliegen ja das Abnehmen. Und das ging, wie ich fand, quälend langsam voran. Die Ernährung auf der Farm war schon sehr anders, als ich es gewohnt war

Nicht, dass es mir nicht geschmeckt hätte. Ganz im Gegenteil. Es gab jeden Tag Gemüse und das war alles ziemlich lecker zubereitet. An vielen Tagen war das Essen sogar richtig toll – viel schmackhafter, als ich mir das vorgestellt hatte.

Gut war aber, dass ich tatsächlich nie Hunger hatte. Eigentlich in der gesamten Zeit nicht. Aber, um auf dem guten Weg zu bleiben, musste langfristig Vieles umgestellt werden.

Dazu war es wichtig, meine bisherigen Ernährungsgewohnheiten unter die Lupe zu nehmen.

Und da lag einiges im Argen, wie ich schnell selbst feststellen konnte, als wir eine Analyse meiner Ernährungsgewohnheiten und der Verköstigung in meinem Internat machten.

Dabei war ich ursprünglich schlank gewesen. Als ich mit 11 Jahren ins Internat kam, änderte sich das erst einmal unmerklich, bis ich jetzt, mit 15 Jahren, mein absolutes Kampfgewicht erreicht hatte.

Dazu muss ich erläutern, dass wir ein Sportinternat sind und in Deutschland für unsere Basketballer einen super Ruf haben. In allen Ferienzeiten sind wir das größte Basketball-Camp in Deutschland. Dabei sind dann auch die Leute von der NBA (National-Basketball-Association).

Und die Sportler bei uns verschlingen in einer Mahlzeit Berge von Nudeln und anderen Kohlenhydraten, die sich natürlicherweise bei diesem anstrengenden Leistungssport in Muskeln verwandeln.

Bei uns normalen Mitschülern allerdings war die Folge eher ein ungutes Hüftgold. Ich muss nicht betonen, dass nicht nur ich unter zunehmendem Gewicht litt, sondern auch viele Mitschüler und Schülerinnen. Ja sogar unsere beiden Internatsleiterinnen gehörten zu der rundlicheren Fraktion.

Die Ernährung also war mit Sicherheit ein wesentlicher Grund für das Figuren-Ungemach. Wie aber sollte man künftig verfahren?

Das Ernährungskonzept der Farm gab die Antwort darauf. Hier wurden die konzentrieren Kohlenhydrate wie Brot, Kartoffeln, Nudeln und Reis konsequent limitiert. Wo ich es gewohnt war, täglich zu allen drei Hauptmahlzeiten eine solche Beilage zu verzehren, gab es auf der Farm nur noch eine einzige Kohlenhy-dratmahlzeit am Tag. Sowas muss man erst mal wissen ...!

Es wurde *entweder* Brot *o d e r* Nudeln *o d e r* Kartoffeln *o d e r* Reis serviert.

Ansonsten gab es Obst, Salat, Soja, Fisch und Gemüse satt. Jeden Tag ein „Zauberglas" mit frisch geschnittenem Gemüse gehörte zum Tagesprogramm.

Ich weiß jetzt, dass es pure Gewohnheit ist, zum Frühstück Toast oder Brötchen essen zu müssen. Heute esse ich morgens Obst mit Joghurt oder Quark.

Meine guten Ergebnisse des sportlichen und ernährungstechnischen Einsatzes

26 Pfund, also mehr als einen Viertelzentner ließ ich auf der Farm zurück.

Als meine Mutter mich abholte, weinte sie vor Rührung und Frau Schlieske verdrückte auch gleich ein paar Tränchen mit. Schließlich war ich ja für ganze sechs Wochen ihr Leihkind gewesen.

Ich ging mit dem Vorsatz, dass dies nur der Anfang war. Ich will und werde auf jeden Fall weiter machen. Und zwar mit guter Ernährung UND Sport!

Frau Schlieske gab mir und meiner Freundin einen Brief für unsere Internatsleiterinnen mit, dem sie Unterlagen von ihrem Ernährungskonzept beifügte. Und tatsächlich – von da an gab es regelmäßig mehr Gemüse und Salate im Internat.

Hantelübungen mit Wasserflaschen
Sie selbst bestimmen durch die Füllung der Flaschen, wie schwer diese jeweils sind
Die Ellenbogen bleiben bei allen Übungen leicht gebeugt (schont Gelenke, stärkt Muskeln)

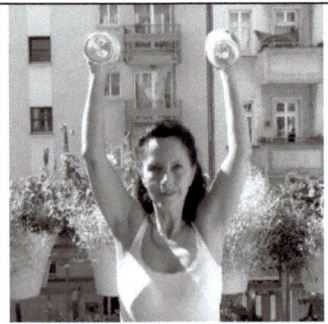

Flaschen parallel zum Kopf hochstemmen, Flaschen zur Schulter zurück, und erneut

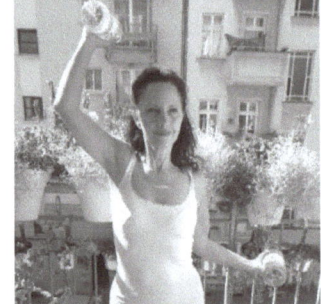

Seitlich Flaschen nach unten führen, andere Seite hoch. Seiten abwechseln

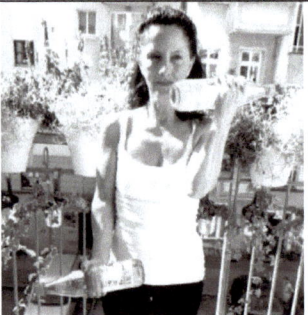

Wie vor, jedoch nach vorne, Ellenbogen in Taillenhöhe lassen

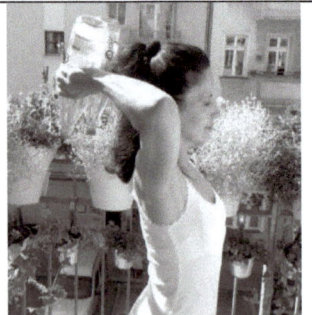

Flaschen nach oben strecken, dann weit nach hinten über Rücken absenken

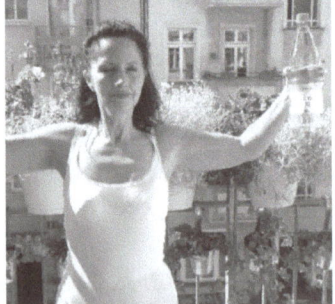

Flaschen weit seitlich auseinanderführen, dann zurück zur Körpermitte

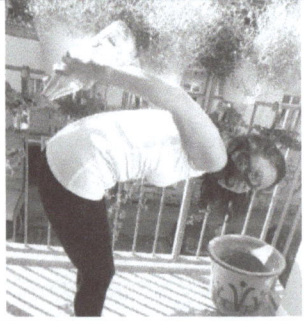

Flaschen über den gebückten Körper weit nach hinten führen, nach unten schwenken

Laufen – und sich herrlich fühlen

Man kann einfach davonlaufen: dem Stress, den Alltagsbeschwerden, der Langeweile

Sport ja eigentlich reserviert für Sportliche. Was aber bleibt den Unsportlichen? Gerne schaue ich mir Dokumentationen im Fernsehen an, die da von Gesundheit und den Programmen handeln, die für die Gesundheitspflege unerlässlich sein sollen. Dabei stehen Bewegung und Sport oft an erster Stelle. Und eben auch Laufen.

Uiii, da wird dem „unsportlichen" Menschen ja angst und bange

- Da ist dann die Rede von Ausdauertraining mit Dauerlauf. 30 Minuten täglich, die sind dafür mindestens erforderlich.
- Wandern ist gesund, aber 20 km an einem Stück sollten es schon sein.
- Jogging ist optimal – es bringt aber erst etwas, wenn richtige Strecken zurückgelegt werden.
- Aerobic ist wirkungsvoll – der Schweiß soll in Strömen rinnen, der Ausübende danach schön ausgepowert sein.
- Schattenboxen kommt sehr in Mode, sieht gut aus und trainiert den ganzen Körper.
- Mountainbiking, möglichst über Berg und Tal, braucht viel Kraft und fahrerisches Können.

Alles scheint mit richtigen Anstrengungen und Überwindung verbunden zu sein. Also letztendlich doch wieder nur geeignet für die Hochmotivierten, Sport-besessenen?

Wo aber bleibt bei all diesen hochmotivierten Überlegungen der Normalbürger?
Ich bin der Auffassung, dass es der Volksgesundheit wenig bringt, fachsimpelt man über die Möglichkeiten und Ergebnisse eines ausgiebigen Körpertrainings. Mag es noch so sinnvoll oder gar empfehlenswert sein. Es sind eher nur wenige, und dies zumeist junge Menschen, die bereit sind, sich sportlich wirklich zu stählen.
Der normale, berufstätige Mensch aber benötigt Maßnahmen, die von ihm leicht zu erfüllen sind. Dies in Bezug auf seinen Zeiteinsatz, aber auch beginnend mit seinen derzeitigen körperlichen Möglichkeiten.
Sprechen wir also von einem kleinen Programm, das auch wirklich machbar ist.

<u>Wir alle wissen es genau, der heutige Mensch benötigt dringend mehr Bewegung!</u>
Das steht sicher außer Frage. Bei oftmals sitzender Beschäftigung, Autofahren statt gehen und vielen Hilfsmitteln im Alltag, werden Muskeln, Knochen und Gelenke nicht mehr ausreichend trainiert beziehungsweise belastet.

Was nämlich nicht beansprucht wird, verkümmert, wird gnadenlos abgebaut.
<u>Das ist ein Naturgesetz!</u>

Wenn wir also gesund bleiben wollen, beweglich und stark, müssen wir die vernachlässigten Körperregionen unbedingt trainieren.
Trainieren ja, aber nicht gleich ein Riesenprogramm. Wer (von sich) zu viel verlangt, wird langfristig scheitern. Nach all meinen Erfahrungen hat sich immer wieder gezeigt, dass die Motivation zumeist schnell wieder nachlässt, wenn dem guten Vorsatz eine tägliche Überwindung vorgeschaltet werden muss.

Versuchen Sie es dennoch mal zu Fuß! Und das muss ja nicht gleich heftig sein!

Die schönste und beste sportliche Betätigung, die ich kenne, ist das Laufen. Ich weiß, viele von uns können erstmal nicht recht glauben, was daran vergnüglich sein soll. Probieren Sie es einfach aus. Und hören Sie nicht auf die „Fachstimmen", die Ihnen einflüstern wollen, das Ganze lohne erst, wenn Sie mehr als eine Stunde rennen. Es sind nur Wenige, die das regelmäßig tun. Und es sind noch weniger Menschen, die nicht wieder aufhören, wenn sich die erste Begeisterung gelegt hat. So ist es durchaus legitim, eher klein anzufangen und dafür lieber dabeizubleiben. Meine ehemaligen Kurgäste und SeminarteilnehmerInnen die ich zu so einer klitze-kleinen, *täglichen* Lauferei motivieren konnte, laufen (nahezu alle) noch heute.

Die Rede ist hier (erst einmal) von nur einem einzigen Kilometer pro Tag

Am Anfang dürfen es auch ruhig nur 500 m. sein, die Sie zunächst täglich, zurücklegen. Lassen Sie sich nicht jagen. In wenigen Tagen laufen Sie die 600, 700, 1000 m ohne jede Mühe.
Und ich spreche auch hier nicht von einem Riesen-Spurt, sondern von einem freundlichen Zuckeltrab.

Und dafür muss niemand sich morgens, wenn die Trainingsschuhe angezogen werden, großartig ü b e r r e d e n .

Wenn die erste Woche dann überwunden ist, kann man doch tatsächlich kaum erwarten, den Tagesanfang „laufend" zu beginnen!!! Das bestätigen übrigens alle, die den Anfang hinter sich gebracht haben.
Das Beste daran aber ist, dass die Läuferin, der Läufer sich nach nur wenigen Tagen schon deutlich besser und energievoller fühlt als vorher. Alltagsbeschwerden, einschließlich Gelenk- und Rücken-beschwerden, bessern sich oftmals unerwartet schnell. Ja, es wird nahezu übereinstimmend von den „Runners" berichtet, da sich bei ihnen sogar die Sehkraft und andere gesundheitliche Klagepunkte wieder deutlich regeneriert haben.

Wahrhaft erstaunlich ist die deutliche Wirkung einer so kleinen Maßnahme.

**<u>Und so bedanken sich Körper, Geist und Seele für
Ihre (kleine) Mühe</u>**

Psyche: Hormonausschüttungen machen glücklich, Depressionen mindern sich

Gelenke, Sehnen und Bänder: Flexibilität wächst, sogar Gelenkknorpel regenerieren sich zum Teil

Gehirn: Sauerstoffzufuhr steigert mentale Leistung, Stress wird abgebaut

Geist: Sport lässt Neuronen wachsen, geistige Fähigkeiten steigern

Lunge: zusätzliche Blutgefäße und Lungenbläschen bilden sich. Atemvolumen steigt, Bronchien werden gestärkt

Immunsystem: Abwehrkräfte werden optimiert

Muskeln: dem altersbedingten Muskelabbau wird vorgebeugt. Muskeln werden gestärkt, Knochen und Gelenke dadurch gestützt

Knochen: Steigerung der Knochendichte, Osteoporose–Vorbeugung

Blut: Sauerstoffaufnahme und Durchblutung werden gesteigert, Gefäße gereinigt, Insulinspiegel erlangt besseren Wert

Herz-Kreislauf: Pumpleistung wird erhöht, größere Belastbarkeit, Elastizität der Gefäßwände wird hergestellt, Blutdruck normalisiert sich

Entgiften, Entschlacken: Durch Schwitzen und bessere Durchblutung wird der Körper entlastet. Schönere Haut, bessere Nierenfunktion.

Oftmals ist der Schritt von der Bewegungslosigkeit hin zu einem interessanten Leben voll Spannung nur eine Frage der festen Absicht und des „Loslaufens". Etwas sportliche Betätigung kann genau die Initialzündung sein, die bisher gefehlt hat und die jetzt eine Wende einläutet.

Nach der Einübungszeit von wenigen Tagen kann Laufen für Sie so selbst-
verständlich sein wie das tägliche Zähneputzen.
Laufen Sie doch einfach in ein schönes und gesundes Leben! Vielleicht begegnen
wir einander ja mal ...? Allerdings lasse ich es heute gemächlicher angehen.

Was aber ist zu tun, wenn die Motivation oder die Zeit absolut nicht ausreicht, um täglich ein kleines Laufprogramm zu installieren oder die Lust dafür gänzlich fehlt? Schließlich habe ich Ihnen ein Sportprogramm versprochen, das Sie ohne großen Aufwand, ganz nebenbei absolvieren können, nicht wahr?

Ich will also auch Alternativen anbieten, die tatsächlich nebenbei, ohne
zusätzliche Aktionen ausführen können.

Ich selbst wohne ja nun schon einige Zeit in Berlin. Hier in den Straßen zu joggen ist gar nicht so lustig wie in der schönen Natur, in der ich viele Jahre in Hessen und noch dazu in Alleinlage im Mittelgebirge wohnen durfte.

Aber auch, da will ich ganz ehrlich sein, finde ich Joggen inmitten von Autoverkehr auch nicht mehr so recht prickelnd. Und sicherlich eignet sich das nicht so recht zum Sport für Achzigjährige. Aber eine flotte Gangart pflege ich noch immer.

Und – ich weiß ja längst dass es immer Möglichkeiten, Auswege, Alternativen gibt, wenn man ernsthaft danach sucht. Und die habe ich für mich gefunden. Ich baue in meine Besorgungswege mein eigenes, kleines Lauftraining ein. Das unterscheidet sich zwar deutlich von dem landesüblichen Joggen, bringt aber durchaus auch beachtliche Ergebnisse.

In meinem Artikel „Energievolles Gehen" habe ich ausführlicher darüber
geschrieben, weil das zu meinem Jungprogramm ohne Extraaufwand gehört.

Rasches Gehen verlängert die Jugend

Man kann doch tatsächlich die eigene Gesundheit und das Jungsein durch die „Gangart" beeinflussen.

Unser Unterbewusstsein ist sehr empfänglich für äußere Signale. Und mit diesen Signalen lassen sich alle Körpersysteme und ihre Funktionen beeinflussen.

Rasches Gehen vermittelt unserem Körper die Botschaft, dass hier ein junger Mensch unterwegs ist.

Die Signale kommen im Gehirn an und danach wird die Organisation auf allen Ebenen eingerichtet. Das bezieht sich auf Körper, Geist und Seele gleichermaßen. Dementsprechend findet der Stoffwechsel statt, werden die „jugendlichen Botenstoffe" durch alle Körpersysteme geschickt, wird die Motorik gesteuert und werden die Nährstoffe verarbeitet und sogar die Gedanken gelenkt.

Zudem hat rasches Gehen auch einen positiven Einfluss auf den Blutdruck. So ist das schnelle Gehen eines der wirkungsvollsten Mittel gegen hohen Blutdruck. Wenn dieser nicht die Folge einer krankhaften Organveränderung ist, können hier 3 Kilometer, die täglich zurückgelegt werden, Wunder bewirken.

Gemeint ist damit kein Joggen und auch kein Spazierengehen, sondern zügiges Gehen.

Rasches Gehen beeinflusst auch die Einstellung zu allen nötigen Aktivitäten, die man sich vornimmt.

Inzwischen ist es auch medizinisch erwiesen dass rasches Gehen den Blutzuckerspiegel günstig beeinflussen kann.

Ich erhielt die Bestätigung solcher Thesen durch unzählige Erfahrungen, die meine Kurgäste machten und auch durch viele Berichte, die mir von meinen Lesern zugingen.

Der orthopädische Disput zwischen meiner Ärztin und mir

Wieder einmal musste ich erfahren, wie wichtig es ist, (insbesondere) den eigenen Erfahrungen und dem gesunden Menschenverstand Folge zu leisten

Mir ist klar, dass ich heute ein invalides Leben führen würde, wenn ich auf den Rat dieser Orthopädin kritiklos gehört hätte. Keineswegs könnte ich so quicklebendig und elastisch umherspringen, wie ich das jetzt mit meinen 80 Lenzen tun kann. Und dafür hatte ich mir zwei gute Kumpels an die Seite geholt, nämlich gezielte BEWEGUNG und gezielte ERNÄHRUNG. Diese zwei netten Helferlein begleiten mich treu und zuverlässig bis zum heutigen Tage.

Arthritis ist eine wirklich schmerzhafte Angelegenheit.
Das merkte ich unmissverständlich, als ich wegen des einsetzenden Knochenabbaus an meinen Fingergelenken, besonders an Daumen und kleinem Finger, weinend auf meinem Sofa lag.
Wie konnte das ausgerechnet mir passieren? Ich lebe gesund, esse vegetarisch, absolviere brav jeden Morgen pünktlich mein Gymnastikprogramm und praktiziere fast täglich meine Anwendungen im *Strömen* und *Meridianklopfen*.
Und nun lag ich da und hatte Schmerzen ohne Ende. Dabei fragte ich mich verzweifelt, wie es bloß sein kann, dass so kleine Fingerglieder so höllisch weh tun können.

Wie soll ich künftig bloß meine Bücher schreiben können?
Sorgen machte mir damals nämlich auch meine berufliche Zukunft. Schließlich brauche ich als Autorin ja meine Hände und Finge dringend zum Schreiben. Ich war es ja damals gewohnt, alle meine Schriften mit der Hand zu verfassen, um diese in meinem Büro abzugeben, damit sie von meinen Sekretärinnen in den PC übertragen werden konnten. Leider konnte ich das damals noch nicht selber. Und da kamen am Tag schon mal bis zu 15 eng beschriebenen Seiten zusammen. Ich

schrieb ja praktisch immerzu, um meine damalige Monatszeitschrift BIOLINE zu füllen und daneben noch Werbeschriften und Bücher zu verfassen.

Also, ich hatte keinen Schimmer, wie das nun weitergehen sollte.

Klar war nur, dass diese meine Hände für das Schreiben ganz offensichtlich kaum noch einsetzbar waren. Und die Situation würde sich ja möglicherweise noch verschlimmern.

Aber, weil alles Schlechte ja auch sein Gutes hat, war ich gezwungen, mir Gedanken zu machen, neue Wege zu gehen und Plan B zu erarbeiten.

Und das ist ja schon mal positiv. Denn, um ehrlich zu sein, habe ich der Arthritis, das ist der entzündungsbedingte Abbau der Gelenkknorpel und der Knochensubstanz, zu verdanken, dass ich mich gezwungenermaßen mit dem PC angefreundet habe, denn genau das hatte ich in der Vergangenheit vehement abgelehnt.

Dies mit dem Argument, dass mir nur dann etwas Schreibbares einfiele, wenn ich es händisch aufs Papier bringen kann. Und, schließlich, wozu gibt es ein Büro ...?

In diesem Fall ein Redaktionsbüro.

Hände und Füße gleichzeitig kaputtzki?

Und weil die unangenehmen Dinge des Lebens ganz gerne in Serie auftreten, ereilten mich fast zeitgleich mit dem Ausfall meine Hände auch schmerzhafte Probleme mit meinen Füßen. Ich konnte plötzlich nicht mehr so rasch durch die Gegend flitzen, wie ich das gewohnt war.

Was war los? Machten allerlei Gebrechen mich auf mein fortgeschrittenes Alter samt drohendem Verfallsdatum aufmerksam?

Das nämlich hatte ich bisher erfolgreich ignoriert. Aber egal, was die Gründe für meine Missbefindlichkeiten waren, so durfte es nicht weitergehen. Auf Invalidität hatte ich nämlich absolut gar keine Lust. Schließlich habe ich noch so viel vor.

Ich begann nun mit allerlei Hausmittelchen zu hantieren
Mit Strömen und mit Kohlblattauflagen konnte ich die schlimmsten Schmerzzustände an Händen und Füßen auch tatsächlich etwas lindern.
Letzteres Verfahren ist ein altes Hausmittel und vermag Entzündungen aus den Gelenken zu nehmen und dementsprechend auch die Schmerzen.
Des Nachts umwickelte ich also meine Finger mit Weißkohlblättern, die ich mit Gummis fixierte. Ich sah aus wie Edgar mit den Scherenhänden und tat mich schwer, mit diesem Konstrukt die Bettdecke hochzuziehen. In den Folgenächten präparierte ich dann nur noch jeweils die Finger einer Hand, damit ich nicht so steif und hilflos, unbeweglich im Bett liegen musste. Ja, es ging mir ein wenig besser. Aber besiegt war das Problem keineswegs.

Und da waren auch noch die Füße. Ohne Schmerzen konnte ich nur noch wenige Schritte gehen. Mir war wirklich himmelangst. Wie sollte das bloß weitergehen?

Meine Familie hatte wenig Verständnis dafür, dass ich meinen Beschwerden ausschließlich mit der Selbsthilfe zu Leibe rücken wollte. Um dem ewigen Genörgel ein Ende zu machen, suchte ich dann tatsächlich eine Orthopädin auf, die bei uns in der Region auch als Chirurgin einen guten Ruf hatte. Ich trug ihr also meine Beschwerden vor.

Die Orthopädin „bewies" mir anhand von Röntgenaufnahmen, dass es sich dabei um alterbedingte Abnutzungen handeln würde, die zudem genetisch angelegt wären. Man könne dagegen nichts, einfach gar nichts machen.

Nach dem Röntgen meiner Füße stellte sie eine ähnlich erschütternde Diagnose auch für meine Füße, insbesondere meine Zehen.

Den Grund dafür, dass ich inzwischen ziemlich gehbehindert war, erklärte sie mit einer Sehnenverkürzung, die mit dem Karpaltunnelsyndrom an den Händen vergleichbar sei. Sie wollte mich gleich zu einem Neurologen überweisen.

Meine Frage, ob die Konsequenz dann eine OP wäre, bejahte sie bedauernd. Aber sie wolle mir nicht allzu viele Hoffnungen machen, an den Füßen hätten solche Eingriffe nur gelegentlich Erfolg.

Aber sie bot mir an, mir ein Spray zu verschreiben. Meine Frage, ob das ursächlich wirken würde, verneinte sie und meinte, dass dies lediglich die Schmerzen mildern könne.

„Na toll dachte ich, was machst Du nun, liebe Ingrid?"

Schulmedizin versus Traditionswissen.
Bei den vernichtenden Nachrichten der Expertin wandte ich niedergeschlagen ein, ich verstünde das alles nicht, schließlich würde ich gesund leben und mich ausschließlich vegetarisch ernähren.

Darauf antwortete die Dam mir doch tatsächlich: „Was hat denn die Ernährung damit zu tun?"

Nach einer solchen Auskunft konnte ich die Frau Doktor nicht mehr ernst nehmen. Ich wusste nur zu genau, dass es gerade die Ernährung ist, von der die Qualität der Knochen, der Gelenke, der Gefäße, ja des gesamten Körpergewebes abhängig ist.

„Also liebe Ingrid, finde selbst heraus, wo der Hase im Pfeffer ist, wo die Ursachen Deiner Probleme zu suchen sind." So lautete meine Ansprache an mich selbst.

Ich berief also eine Konferenz mit mir selber ein und erstellte eine ehrliche Bilanz. Und da wurde ich überraschend schnell fündig.

Ja, es stimmte schon, ich ernährte mich seit vielen Jahren bewusst und gesund. Ich lebte vegetarisch und aß täglich viel Obst, Gemüse und Salat.

Aber jeden Morgen genoss ich auch, gemeinsam mit Obst, eine schöne Portion Käse.

Das hatte ich mir angewöhnt als ich aufhörte Fleisch zu essen und in der ersten Zeit meines vegetarischen Lebens viel zu viel Kohlenhydrate zu mir genommen hatte. Mir fehlte einfach der Sättigungsanteil bei den Mahlzeiten. Die Folge war, dass ich an Gewicht zunahm und auch den Körper mit den Getreideprodukten übersäuerte. Also war die tägliche, recht große Portion Käse zum Tagesanfang eine willkommene und sehr leckere Alternative.

Ahhh, da war er also, der Kasus Knaxus! Mir ging förmlich ein Licht auf. Wie konnte mir nur ein solcher Fehler unterlaufen?

Dabei hatte ich seit Jahren in meinen Trennkostseminaren den Rheumatikern dringend angeraten, die Milchprodukte komplett vom Speiseplan zu streichen.
Die meisten von ihnen sind auf diese einfache Weise, oftmals innerhalb von wenigen Tagen ihre Schmerzschübe losgeworden.

Es war mir sowieso ein Rätsel, dass die Schulmedizin dieses einfache Erfahrungswissen nicht aufgreift, vielmehr zu Tonnen von Quark und Milchprodukten rät, „weil doch damit der Kalziumbedarf gedeckt werden könne". Dabei gibt es dafür ganz andere Quellen, Soja beispielsweise, das weltweit als Anti-Aging-Nahrung Nr. 1 gilt.

Ja, das alles wusste ich nur zu genau. Und mir selbst war so eine einfache Maßnahme nicht in den Sinn gekommen. Peinlich!

Seither verzichte ich auf meinen geliebten Käse, esse keinen Quark und auch keine anderen Milchprodukte mehr.

In den ersten 2 Jahren habe ich sogar auf Butter verzichtet. Für solchen tapferen Verzicht wurde ich rasch belohnt. Überraschend schnell sogar, nämlich innerhalb weniger Wochen.

Ich schreibe längst wieder mit flinken Fingern, flitze wie gewohnt durch die Gegend und sorge dafür, dass ich gelenkig und biegsam bleibe. Man weiß ja erst, was auf dem Spiel steht, wenn man einen gepflegten Elfmeter vom Schicksal einfängt.
Übrigens waren meine Fußbeschwerden nicht nur auf Knochenabbau zurückzuführen, vielmehr waren sie vorrangig ein Problem der Bänder und Sehnen, die im Alter an Elastizität verlieren und brüchig werden.
Auch diese sind heute wieder geschmeidig, wie in jüngeren Jahren. Dafür mache ich täglich Dehnübungen, nehme Schüsslersalze und ströme t ä g l i c h meinen Energiepunkt 16 mit EP 15 aus dem Japanischen Heilströmen.

Manchmal ist „etwas weniger" angesagt.
Klar vermisse ich meinen geliebten Käse. Und ganz selten esse ich auch mal eine Portion davon, wie auch gelegentlich ein leckeres Eis im Sommer.
Aber noch am gleichen Tag erhalte ich dann meistens eine dezente Quittung. Ich spüre dann, dass meine Finger steif werden und wie sich auf dem Skelettsystem der Hände ein ungutes Kribbeln bemerkbar macht. Wenn ich solche ersten Anzeichen übergehe, verstärken sich die Beschwerden und ich brauche Tage, bis ich sie wieder ganz los bin.
Wenn ich, ebenfalls betroffenen Mitbürgern, von meinen Erfahrungen berichte, höre ich öfter: „Nein, darauf könnte ich nicht verzichten, lieber halte ich die Schmerzen aus!"
Manchmal im Leben aber muss man eben Entscheidungen treffen. Und ich habe

die Entscheidung getroffen, flott und schmerzfrei unterwegs zu sein. Aber auf jeden Fall erlebe ich immer wieder in eigener Sache, dass es sich lohnt, den Kampf aufzunehmen. Spritzen, Tabletten und Operationen sollen für mich die allerletzte Option sein.

Physio-Therapie der besonderen Art
Auf meine Bitten hin erhielt ich dann doch noch eine Verschreibung von 6 Physio-Therapie-Anwendungen von „meiner" Orthopädin.
Mir war durchaus klar, dass ich mit dem Absolvieren von den 6 halben Stündchen nicht wirklich eine Besserung meiner Situation erreichen könnte, dass sich die verlorenen Knochen- und Gelenksubstanzen dadurch nicht regenerieren würden.

Aber ich nutzte diese Exkursionen dafür, mir die Muskulatur der Füße erklären zu lassen und Übungen kennenzulernen, mit deren Hilfe ich das Muskelkorsett um die Fuß-Skelette würde stählen können.
Der Therapeut war sehr amüsiert, dass ich „nicht machen ließ", sondern lernen wollte, was ich selber nun künftig für mich tun könnte.
Auf sein Anraten hin kaufte ich mir dann einen Igelball, auf dem ich die Fußsohlen rollen lasse und ein Wippbrett, auf dem man barfuß balanciert.

Ja, und dann kaufte ich mir ein paar richtig luxuriöse Joggingschuhe mit sehr gut gepolsterten und flexiblen Sohlen von einer bekannten Markenfirma. Bei dem Preis musste ich erst einmal schlucken, aber die Dinger waren nicht nur wunderbar bequem, sondern augenscheinlich von allererster Qualität, denn sie beglücken noch heute, nach mehr als 10 Jahren meinen Lauf, auch wenn sie nicht mehr ganz so jungendfrisch ausschauen.

Wie immer: es lohnt sich, bei sich selber nachzuschauen und aktiv zu werden, bevor man sich möglicherweise sogar noch unter das Messer begibt.

„Durchgetretene" Füße

Wenn man humpelnd durch die Straßen schleicht, gibt das zur Sorge Anlass

Heute, viele Jahre nach meinem orthopädischen Erlebnis mit meiner Chirurgin in Hessen, plagten mich vor einem Jahr etwa wieder heftige Fußschmerzen, sodass ich längere Strecken nicht mehr beschwerdefrei zurücklegen konnte.

Uiii, hatte mich das Alter nun doch eingeholt? Ich besuchte meine neue Hausärztin hier in Berlin, die mich gleich zu einem Orthopäden überwies.

Und diesen zu frequentieren hatte ich nun, eingedenk der damaligen Erfahrungen, eigentlich keine große Lust. Ich fragte nun die Ärztin, ob denn konsequente Fußgymnastik nicht auch etwas brächte. Das wurde von ihr vehement verneint. Also stimmte ich der Überweisung zum Orthopäden zu. Etwas überrascht war ich, dass ich erst für einige Wochen später einen Termin erhielt. Also hieß es für mich erstmal weiterhumpeln. Diese Wartezeit wollte ich jedoch nicht untätig verbringen und überlegte, was ich derweil für meine Füßchen tun könnte. Logisch, es musste erst einmal eine ordentliche Diagnose her. Durchgetretene Füße? Klar, ich bin nicht die Schlankeste und für das komplizierte Skelettsystem der Füße vielleicht wirklich zu schwer. Aber auf Diät hatte ich nun gar keine Lust. Wie aber könnte ich dennoch die Bänder, Sehen und Muskeln entlasten? Für mich war nach einiger Überlegung sonnenklar, dass mir nur ein ausgiebiges Muskeltraining das Stützkorsett für Knochen und Gelenke bauen würde, um die Belastung besser zu tragen. Fleißig und hoch engagiert begann ich nun mein tägliches Trainingsprogramm, das mir bereits nach wenigen Wochen bewies, dass ich auf dem richtigen Weg war.

Als ich dann meinen Termin beim Orthopäden wahrnehmen konnte, waren meine Fußbeschwerden längst nicht mehr so bedrohlich wie sie mir noch von wenigen Wochen erschienen waren.

Klar, um das Verschreiben einer Einlage kam ich dann doch nicht herum. Aber meine Fußgymnastik werde ich dennoch weiter fleißig betreiben. Schließlich werde ich älter und die Beschwerden sollen sich keineswegs wieder einstellen.

Kleine Fußgymnastik zur Prävention – alle Übungen 8 Takte halten

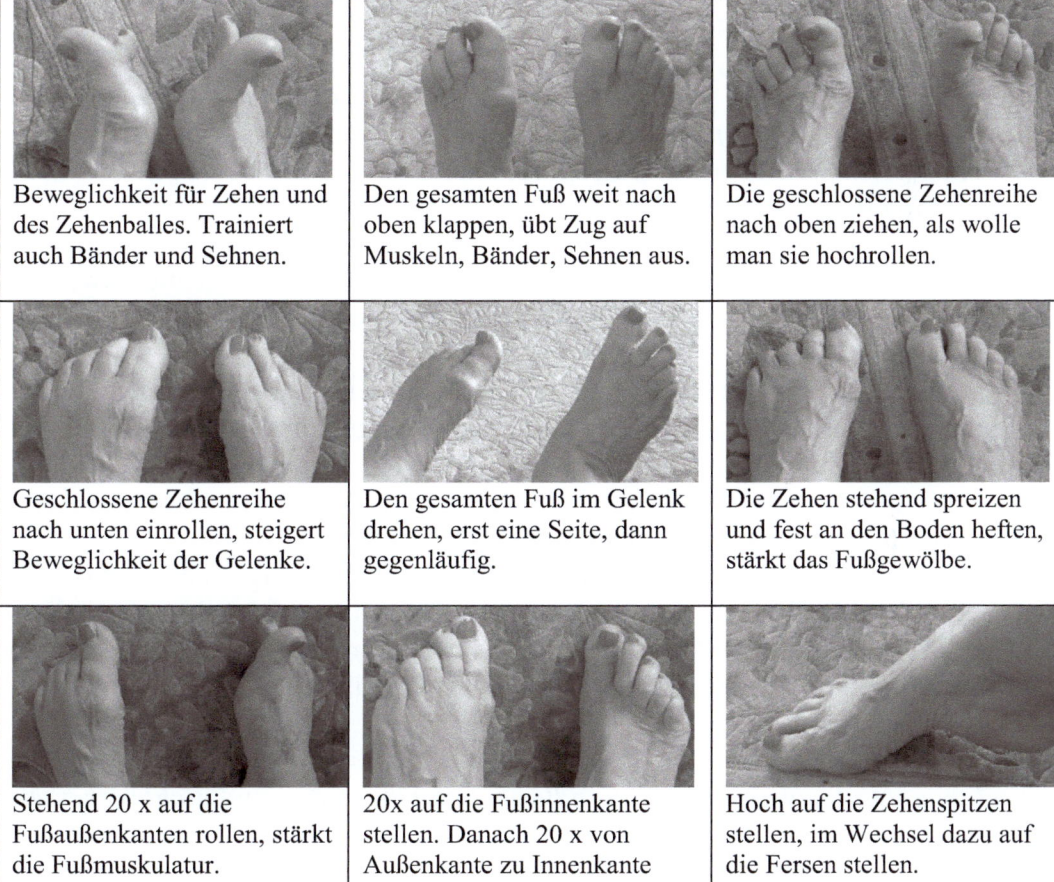

Beweglichkeit für Zehen und des Zehenballes. Trainiert auch Bänder und Sehnen.	Den gesamten Fuß weit nach oben klappen, übt Zug auf Muskeln, Bänder, Sehnen aus.	Die geschlossene Zehenreihe nach oben ziehen, als wolle man sie hochrollen.
Geschlossene Zehenreihe nach unten einrollen, steigert Beweglichkeit der Gelenke.	Den gesamten Fuß im Gelenk drehen, erst eine Seite, dann gegenläufig.	Die Zehen stehend spreizen und fest an den Boden heften, stärkt das Fußgewölbe.
Stehend 20 x auf die Fußaußenkanten rollen, stärkt die Fußmuskulatur.	20x auf die Fußinnenkante stellen. Danach 20 x von Außenkante zu Innenkante	Hoch auf die Zehenspitzen stellen, im Wechsel dazu auf die Fersen stellen.

Diese kleinen Übungen kräftigen die Fußmuskeln, Bänder und Sehnen und halten sie elastisch, damit das Fuß-Skelettsystem gehalten wird, elastisch bleibt und sich nicht so leicht absenkt.

Knochengesundheit und das Missverständnis mit der MILCH

Auch die Übersäuerung (pH-Wert) im Körper scheint bei brüchigen Knochen eine entscheidende Rolle zu spielen.

Allein in Deutschland leiden über sieben Millionen Menschen an Knochenschwäche, Osteoporose genannt. Nicht mitgezählt sind die Bürger, die unter einer leichten Form der Osteoporose leiden, die die Lebensqualität noch nicht deutlich beeinträchtigt.

Viele von den älteren Patienten haben Gelenk- und Knochenbeschwerden. Besorgnis-erregend ist, dass auch zunehmend jüngere Generationen über solche Probleme klagen.

Der Grund dafür ist, dass die Knochendichte im Laufe des Lebens abnimmt. Dieser Prozess beschleunigt sich dann, wenn durch Bewegungsarmut und eine Ernährung, der die nötigen Nährstoffe fehlen, die Basis für die Knochengesundheit fehlt.

Medikamente sind oftmals wenig hilfreich

Bei einer Beispielspatientin hatte eine Knochendichtemessung ergeben, dass ihre Knochen schon bedenklich porös waren. Das machte sich nicht nur dadurch bemerkbar, dass alle Bewegungen ihr inzwischen Schmerzen bereiteten, sondern, dass ihre Körpergröße bereits abgenommen und ihr Rücken sich leicht gekrümmt hatte.

Jahrelange schulmedizinische Behandlung, hatte ihren Zustand nicht verbessern können..

Sie hatte in dieser Zeit Kalziumtabletten bekommen und sollte so viel Milchprodukte essen, wie möglich, denn diese würden ja das erforderliche Kalzium enthalten und könnten ihre Defizite ausgleichen.

Ansonsten sollte sie sich schonen und bekam lediglich eine Reihe von physiotherapeutischen Behandlungen verschrieben.

Nun hatte die Patientin mächtige Angst, dass sich ihr Zustand noch weiter verschlechtern würde und sie später ganz invalide, womöglich sogar auf Pflege angewiesen sein könnte.

Sie sah sich schon, völlig gekrümmt, im Rollstuhl sitzen. An die wachsenden Knochenschmerzen mochte sie gar nicht denken. Nach einer ausführlichen Anamnese konnte der Patientin klargemacht werden, dass sie ein großes Projekt vor sich hätte. Ihre behandelnde Heilpraktikerin wäre aber guten Mutes und sicher, dass sich ihre gesundheitliche Situation nicht nur aufhalten, sondern deutlich verbessern lassen könnte.

Dafür aber müsse auch sie selbst tüchtigen Einsatz bringen und nicht erwarten, dass „sie gesundgemacht würde".

Die Patientin schaute zwar etwas ungläubig drein, aber ihre Hoffnung auf Besserung war größer als ihre Skepsis, und so stimmte sie zu und versprach, alles zu befolgen, was ihr aufgetragen würde.

Und so sah das Heilungs-Konzept für die Patientin aus:
- ✓ Streichen des Konsums von Milchprodukten
- ✓ Aufenthalt an der frischen Luft, um Vitamin D zu tanken
- ✓ Ein moderates Sportprogramm, um Knochendichtebildung anzuregen
- ✓ Ein Ernährungsprogramm, um die Knochen zu stärken

Der Patientin wurde nun ausführlich erläutert, weshalb die bisherigen Maßnahmen nicht hatten fruchten können.

Ich selbst bin in solchem Zusammenhang immer wieder erstaunt, wie sehr die Schulmedizin bei allen Kochen-Gelenk- und Rheuma-Beschwerden an der Kalziumgabe durch Milchprodukte festhält.

Nicht nur meine Erfahrungen haben gezeigt, dass es vielmehr der konsequente Verzicht auf Milch ist, der zur Heilung sehr beitragen kann.

Milch wirkt oft kontraproduktiv.

Nach neuesten Forschungen ist der Hauptgrund für die nachlassende Knochendichte weniger der Kalziummangel, sondern eher eine ernährungsbedingte Übersäuerung des Körpers.

Der übertriebene Milchkonsum scheint insofern ohnehin bedenklich, als dass heutzutage immer mehr Menschen an einer Allergie leiden, die oftmals durch andauernde Eiweißüberfüllung im Körper hervorgerufen wurde.

Neueste Untersuchungen der Prophylaxe mit Milch

Die Vorbeugung gegen brüchige Knochen durch Milch, scheint nicht mehr sinnvoll zu sein. Diesen Erkenntnissen liegt eine Untersuchung von 78.000 (!) amerikanischen Krankenschwestern zugrunde, die täglich mindestens zwei Gläser Milch tranken. Sie zeigten nach einer angemessenen Untersuchungszeit sogar ein leicht erhöhtes Risiko für nachlassende Knochendichte.

Milchempfehlung für Kinder hat eine andere Bedeutung.

Noch wenig erforscht ist die Bedeutung von Milch in der Kinderernährung, obwohl Milchprodukte zweifelsfrei einen hohen Kalziumgehalt haben. Kinder verfügen allerdings über andere enzymatische Verwertungsmöglichkeiten für Milch, was sich im Laufe des Heranwachsens verliert.

Allerdings ist die Milch im Verdacht, an der Entwicklung von Diabetes Typ I beteiligt zu sein. So das Ergebnis einer Studie der Universität in Toronto. Es ist also empfehlenswert, wenn andere Quellen zu nutzen, um den Kalziumbedarf für Heranwachsende zu decken, z. B. durch Soja und Gemüsesorten.

Die Ursache der brüchigen Knochen ist noch weitgehend unerforscht.
Darüber, weshalb Knochen im Erwachsenenalter zur Brüchigkeit neigen, ist noch nicht ausreichend bekannt. Viele Forschungsergebnisse weisen darauf hin, dass die Bedeutung des pH-Wertes im Körper die entscheidende Rolle spielen könnte.
Das menschliche Skelett besteht aus Kristallen, in denen Kalzium mit Phosphat verbunden ist. Diese werden laufend auf- aber auch abgebaut.
Der Überschuss an Säuren im Gewebe wird abgebaut, indem der Körper die Säuren an das Phosphat bindet, um sie ausscheiden zu können.

Wenn es nötig ist, wird bei diesem Vorgang auch Salz aus der Knochensubstanz verwendet. Dabei wird bedauerlicherweise auch Kalzium herausgelöst und mit ausgeschieden

Geht auf diese Weise mehr Mineralmasse verloren, als wiederaufgebaut werden kann, werden die Knochen brüchig.

Wenn der Körper in seiner Not, um mit dem Phosphat die überschüssigen Säuren loszuwerden, auf die Knochensubstanz zurückgreift, ist es völlig sinnlos zusätzlich Kalzium einzunehmen. Es würde dann ohnehin bei Übersäuerung aus dem Kristall gelöst.
So die Aussage des Arztes *Klaus Jürgen Mielke* aus Hannover.

Viele Ärzte verschreiben als Gegenmittel zu diesem Abbauvorgang im Körper säurehemmende Substanzen. Sie greifen damit jedoch in den Regelkreis der Funktionssysteme ein. Die Ursache der Fehlfunktion ist damit nicht behoben.

Das erste Mittel der Wahl kann nur eine konsequente Ernährungsumstellung sein. Die Basis dafür ist das Verringern der säurebildenden Nahrungsmittel und ein Anreichern des Speiseplanes mit ausreichend Basenbildnern.

Das heißt für den Alltag, dass weniger Fleisch und Wurst, sowie weniger Zucker und Brot verzehrt werden soll. Aber auch Zigaretten, Kaffee und schlechte Luft erhöhen den Säurezustand des Gewebeblutes.

Ratsam hingegen ist der Verzehr von Obst, Gemüse und Salaten. Spaziergänge an frischer Luft, Bewegung und leichte Belastung der Knochen durch gezielte sportliche Übungen, bieten ebenfalls die Chance, wieder eine Verdichtung der Knochenmasse zu erreichen.

Sehr empfehlenswert für die Knochengesundheit ist Sojaeiweiß, das neben seinen basenbildenden Eigenschaften einen hohen Kalziumanteil aufweist, der vom Körper gut verarbeitet werden kann.

Soja verfügt über pflanzliche Östrogene, die eine gute Kalziumverwertung ermöglichen und maßgeblich an der Knochengesundheit beteiligt sein können.
(Dabei handelt es sich nicht um Östrogene im hormonellen Sinn, sondern um Substanzen, die eine östrogenähnliche Wirkung auf unseren Organismus haben).

Vorsorge
Um aufrecht und gesund durchs Leben gehen zu können, benötigen wir starke und widerstandsfähige Knochen. Es kann nicht früh genug mit einer entsprechenden Vorsorge begonnen werden.

Durch unsere heutige, bewegungsarme und sitzende Lebens- und Arbeitsweise, sind insbesondere unsere Knochen so gefährdet wie nie zuvor.

Dies gilt in ganz besonderem Maße für unsere Kinder.

Wir tragen die Verantwortung für die gesundheitliche Zukunft unserer Kinder, denn sie übernehmen Gepflogenheiten, die sie in der Kindheit gewohnt waren.

Dazu gehören ganz besonders die Ernährungsgewohnheiten. Eltern sind deshalb gefordert, für eine gesunde und ausgewogene Ernährung, sowie ausreichende Bewegung an der frischen Luft zu sorgen. Dieses kann eine optimale Gesundheit und auch besonders die Knochengesundheit sichern.

Unsere Patientin hat sich meine Ausführungen zu Herzen genommen.
Es ist ihr erst einmal ziemlich schwergefallen, auf Milchprodukte zu verzichten
Ich habe ihr aber versprochen, dass sie nach einigen Monaten wieder ein wenig Käse essen darf.
Und Soja-Joghurt schmeckt so dermaßen gut, dass sie dieses köstlich anrichten kann, zum Beispiel mit frischen Früchten.
Zu den täglichen Spaziergängen bei Wind und Wetter musste sie sich erst überwinden. Anfänglich hat sie öfter geschwänzt, zumal ihr auch die Knochen noch so wehtaten.
Sie hat nun jedoch verstanden, wie sich Schritt für Schritt Besserung ihrer Befindlichkeit einstellen kann.

Neben Schüsslersalzen zur homöopathischen Unterstützung bekam sie auch das Trinken von Tee aus Zinnkraut verschrieben.
Ganz ungewohnt war für die Patienten der Besuch eines Fitnesscenters für Frauen. Sie geht dort jetzt dreimal wöchentlich hin, um mit leichten Gewichten zu arbeiten. Freilich kann auch ein leichtes Hanteltraining daheim absolviert werden.

Die Patientin war es über lange Zeit hinweg gewöhnt gewesen, starke Medikamente einzunehmen. Sie konnte erst kaum glauben, dass es möglich war, soviel zu erreichen, ohne diese ganze Chemie.

Alle Medikamente haben schließlich Nebenwirkungen und lösen Vergiftungen aus, die als Spätfolgen oftmals andere Krankheiten verursachen.

Es ist also naheliegend, erst einmal bei der Natur nachzusehen, wenn Heilung angestrebt wird.

Unsere Patientin fühlt sich heute viel besser. Schmerzmittel nimmt sie nur noch selten.

Ich habe ihr dafür ein paar Akupunkturpunkte gezeigt, die sie einfach mit den Fingerspitzen *strömen* kann (Japanisches Heilströmen), gegen Schmerzen, aber auch, um motorische Blockaden aufzuheben (Mittelstrom aus dem Heil-strömkonzept).

Übrigens hat eine neuerliche Knochendichtemessung ergeben, dass sich die Knochensubstanz unserer Patientin wieder deutlich verdichtet hat.

Sie ist nun zuversichtlich, dass sie einer strahlenden Gesundheit wieder näherkommen kann. Aber sie weiß auch, dass sie selbst dafür noch viel tun muss. *Dazu ist sie heute freudig bereit.*

Empfehlungen für die tägliche Knochenpflege

Zinnkraut

Dieses Kraut wird auch Ackerschachtelhalm genannt und ist eines der ältesten Pflanzen der Welt. Es wird hauptsächlich für die Teebereitung genutzt. Ihr wichtigster Inhalt ist Kieselsäure.

Sie hilft bei Problemen mit dem Bindegewebe, und verbessert die Elastizität der Haut.

Zudem ist die Kieselsäure beim Aufbau der Knochen, gesunder Zähne und für gesunde und harte Finger- und Fußnägel zu-ständig.

Soja-Smoothy

Soja-Joghurt wird mit frischen Früchten oder dunklem Weintraubensaft verquirlt. So verbinden sich *pflanzliche Östrogene* aus dem Soja gegen Knochenabbau und für Gelenkbeweglichkeit und *Resveratrol* der Traube, das gegen hohen Blutdruck und für Haut- und Knochengesundheit eingesetzt wird.

Total lecker schmeckt ein solcher Smoothi mit Bananen, auch mit Honig und Vanilleschotenmark, oder beliebigen Früchten der Saison. Gesüßt wird ggf. mit wenig Palmblütenzucker, Honig oder Ahornsirup

Sojamilch

Ein *Energiedrink* lässt sich mit pürierten Früchten herstellen und schmeckt super. Dafür eignen sich besonders frische Ananas o. a. Süßen ist nur selten erforderlich.

Meine persönlichen Erfahrungen mit Sojamilch und Sojajoghurt

Nee, Sojamilch alleine ist geschmacklich für mich keine Offenbarung. Wer sich jedoch die Mühe macht, die Einsatzvielfalt von Sojamilch und Sojajoghurt auszuprobieren, wird nicht mehr darauf verzichten wollen.

Und das bezieht sich auch auf die geschmackliche Ebene. Dazu empfehlen sich die vielen Rezepte (auch in meinen Ratgeberbüchern), aber auch eigene Erfahrungen und Experimente, zu denen ich gerne motiviere.

Mir wird dazu immer wieder begeistert berichtet, wie schnell die positive Wirkung von Sojaprodukten für Gelenke und Knochen spürbar wird. Alle Gewebe, Muslen, Bänder und Organe sagen DANKE für eine regelmäßige Gabe von diesem wertvollen Eiweiß, das vom Körper und allen seinen Zellen gut verwertet werden kann und zum Aufbau und der Erneuerung aller Systeme dient.

Probieren Sie also unbedingt aus, was von Ernährungsforschern angeraten wird. Dies auch für Soja, das als Anti-Aging-Nahrung Nr.1 gilt.

Ausführung dazu veröffentliche ich in meinem Ratgeber „Anti-Aging zum Nulltarif".

Sojamilch, und Sojajoghurt

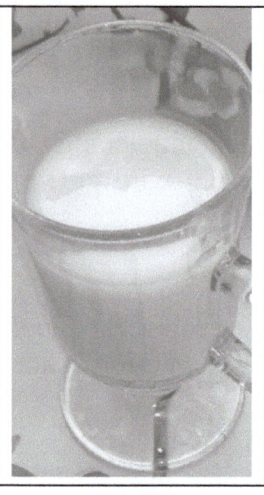

Sojamilch
Ist eine ideale Basis für Energiedrinks. Dafür werden Früchte der Saison püriert und hälftig mit der Milch vermischt. Hier verbinden sich wertvolle Vitamine mit hochwertigem Eiweiß.

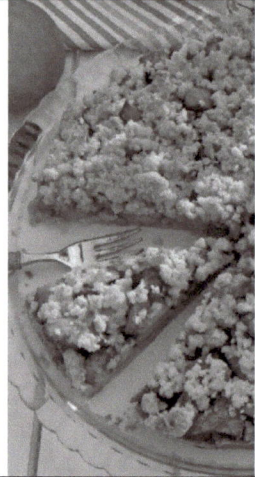

Kuchen Backen
Ohne Milchprodukte und Ei, das geht hervorragend, wenn Sie stattdessen Sojamilch verwenden. Besonders lecker schmeckt ein Tortenboden, wenn gehackte Müsse beigemischt werden.

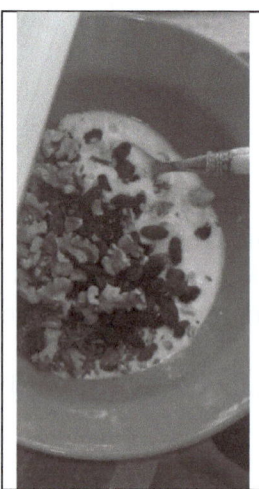

Morgenmüsli
Ohne Milchprodukte schmeckt er hervorragend, wenn stattdessen Sojamilch oder Sojajoghurt eingerührt wird. Gemeinsam mit Früchten, Nüssen, Samen, Trockenfrüchten, ergibt sich eine vollwertige Mahlzeit.

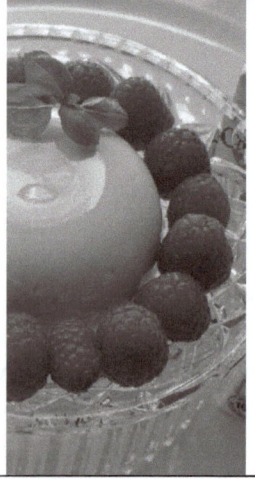

Feiner Pudding
Ganz ohne Milch schmeckt er oberlecker. Aus Puddingpulver, Griessorten, Hirse o. a. wird der Pudding mit Wasser gekocht. Sojasahne wird dann eingerührt. Verfeinern mit echter Vanille. Hmmmm!

Richtige Nahrung – sie wirkt wie „Sport von innen"

Ein kleines Bewegungsprogramm <u>und</u> die richtigen Nährstoffe sorgen für starke Knochen, Gelenke, schöne Haare und Haut, sowie für gute Laune und riesige Energie.

Weltweite Studien beweisen zudem, wie man seine Denkzentrale mit richtiger Nahrung unterstützen kann und somit geistige Leistungen mit leckerem Essen auch stärkt.

„Kann man sich wirklich klüger essen?
Aber JA! Das wird weltweit von Wissenschaftlern mit unzähligen Studien eindeutig bestätigt. Dass Ernährung auf das Denkvermögen einen großen Einfluss hat, weiß man nicht erst seit der Erfindung des **Studentenfutters**.

Schon vor mehr als tausend Jahren wurde erkannt, was unsere Denkzentrale wirklich braucht, um mit ganz normalen Anstrengungen deutlich mehr Leistung zu erzielen. Das richtige Futter für den Geist wird heute **Brainfood** genannt.
Natürlich wird einem damit das Lernen nicht erspart, es lernt sich einfach nur leichter, wenn man dafür die nötigen Voraussetzungen schafft.

„Betriebsstoff" fürs Gehirn
Aber so wie falsches Essen die Denkzentrale erlahmen lassen kann, funktioniert mit der richtigen Nahrung das Gehirn einfach besser.
Zum besseren Verständnis: das Gehirn hat durchschnittlich 1.600 Gramm Gewicht und benötigt dafür mehr als ein Viertel unseres gesamten Nährstoffbedarfs.

Für alle Lern- und Gedächtnisprozesse sind a l l e Nährstoffe besonders wichtig, aus denen *Neurotransmitter* produzieren werden können.

Das sind spezielle Botenstoffe, die an allen Vorgängen im zentralen Nervensystem beteiligt sind. Drei davon entscheiden, wie schnell unsere kleinen, grauen Zellen arbeiten.

Die Neurotransmitter sind **Acetylcholin**, **Dopamin** und **Noradrenalin**. Sie vermitteln Informationen, sorgen dafür, dass die Gehirnzellen miteinander kommunizieren können

Durch Verzweigungen und Vernetzungen unserer Nervenzellen können mit Hilfe der Neurotransmitter energetische Informationen aufgenommen und dann weitergeleitet werden. Auf diese Weise entsteht beispielsweise unser Gedächtnis.

Wie der Informationsfluss passiert

Zwischen den möglichen Ansatzstellen der Zellen gibt es einen winzigen Spalt, die *Synapse*. Eine Information kann nur über diesen Spalt gelangen, wenn sie dort von den Neurotransmittern zur nächsten Zelle gebracht werden.

Durch diese chemisch übertragenen Informationssignale werden die Voraussetzung für bestimmte mentale Eigenschaften geschaffen, wie Aufnahme- oder Merkfähigkeit ebenso wie Konzentration und Motivation.

Je mehr solche gut funktionierenden Synapsen ein Mensch hat, umso klüger oder geistig flexibler ist er.

Fehlen hingegen Neurotransmitter, denken wir langsamer, werden vergesslich oder können kaum noch Interesse für etwas aufbringen. Es ist also verständlich, dass eine gute Versorgung mit diesen Lebensmitteln, aus denen die klüger machenden Neurotransmitter entstehen können, sichergestellt wird. Diese sind beispielsweise:

- o Eiweiß aus Soja und anderen Hülsenfrüchten
- o Vitamine und Mineralstoffe aus Obst, Gemüse und Nüssen
- o Omega-3-Fettsäuren aus Seefisch und Leinöl

Es ist also möglich, sich mit den begehrten IQ-Stoffen zu versorgen, und damit eine stabile Grundlage für geistige Höchstleistungen sowie ein fabelhaftes Gedächtnis zu schaffen. Diese Substanzen sind auch wirkungsvolle Nervennahrung.

> *Volle geistige Leistung gibt es auf Dauer nur mit Obst, Gemüse, Vollkornprodukten oder dem beliebten Studentenfutter. Denn das enthält neben den Nüssen mit Magnesium, B-Vitaminen und wichtigen Aminosäuren, ja auch noch Rosinen, die mit ihrem Chromgehalt den Glucosespiegel stabil halten können.*

Fett allerdings, speziell wenn darin die wertvollen *Omega-3-Fettsäuren* enthalten sind, ist für den Aufbau der Nervenzellen durchaus auch wichtig

Mein eigenes Klug-Futter

Wieso also zu den, meiner Meinung nach ekelhaften fettigen, Chips greifen, wenn man Lust zum Knabbern hat. Ich empfehle stattdessen, sich liebevoll ein eigenes Studentenfutter zusammenzustellen, das gefüllt ist mit Leckerem, das sowieso saugut schmeckt u n d dazu noch der Gesundheit nützt.

Dazu gehörten beispielsweise:

- ✓ Alle Sorten von Nüssen, weil jede von ihnen prall gefüllt ist mit kostbaren Fetten mit wertvollen Eiweißstoffen und mit ganz besonderen Ballaststoffen, die der Verdauung dienlich sind.
- ✓ Alle Sorten von Trockenobst, die den Süß-Jap befriedigen und ganz viele Vitamine enthalten und zudem Funktionen für die Darmpflege erfüllen.
- ✓ Leicht geröstete Sonnenblumenkerne und Kürbiskerne, die der Gesundheit durch ihre Inhaltsstoffe sehr zuträglich sind.
- ✓ Geröstete Sojabohnen und Kichererbsen mit ihrer geballten Kraft von wichtigen Proteinen.

*Es ist also die Allianz zwischen BEWEGUNG **u n d** wertvoller NAHRUNG, die für optimale Befindlichkeit von **Körper, Geist und Seele** sorgt.*

Ja, auch für die Seele, denn die Gemütslage hängt ebenfalls von diesen beiden Grundbedürfnissen, nämlich Bewegung und Ernährung, ab, denen alles Lebendige hier auf Erden unterworfen ist.

Wer seine Lebensqualität verbessern will, baut in sein Gesundheitsmanagement ein kluges Ernährungskonzept ein, ohne im Geringsten auf Genüsse verzichten zu müssen.
Hierbei kommt es also darauf an, gute Ernährung u n d ein regelmäßiges Bewegungsprogramm ins Leben zu lassen und konsequent weiterzuführen.

Die praktische Erfahrung im Alltag hat gezeigt, dass Kinder, aber auch Erwachsene gerne zugreifen, wenn eine Schale mit Knabbereien auf dem Tisch steht, Auf diese Weise kann der „JAP" auf Süßes und Knuspriges ausgetrickst werden, die Lust auf Nüsse, Rosinen und andere Trockenfrüchte wird zur GEWOHNHEIT.

Nüsse und Trockenfrüchte

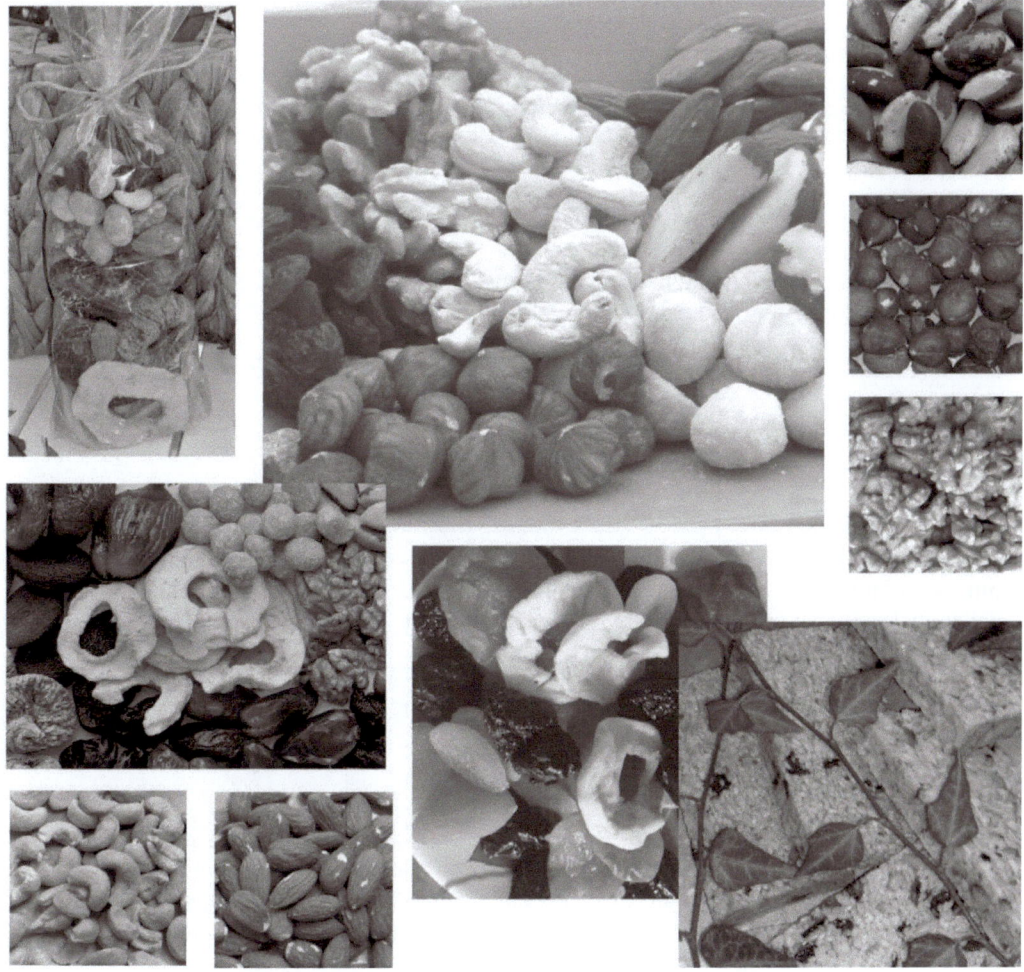

Kichererbsen, Tofu und Sojafleisch
Ihr hoher Anteil an wertvollem Eiweiß gilt als Jungbrunnen und sättigt stark

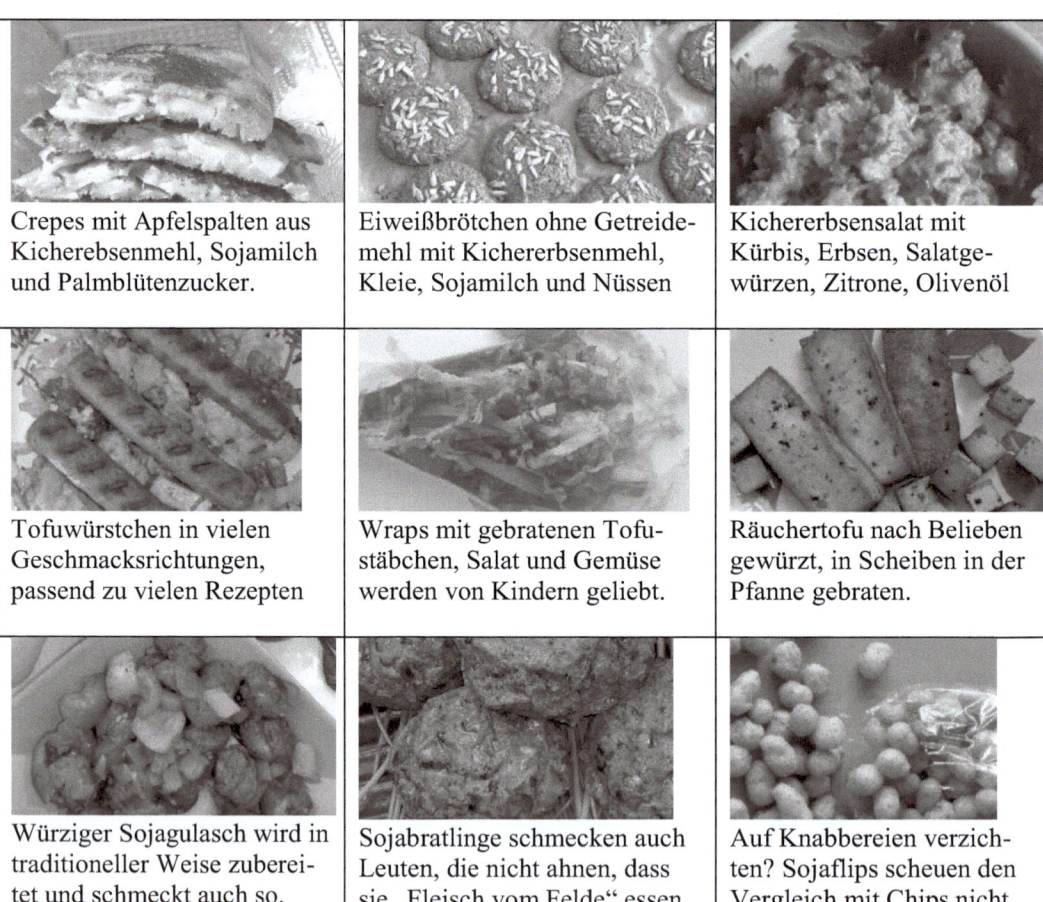

Crepes mit Apfelspalten aus Kicherebsenmehl, Sojamilch und Palmblütenzucker.

Eiweißbrötchen ohne Getreidemehl mit Kichererbsenmehl, Kleie, Sojamilch und Nüssen

Kichererbsensalat mit Kürbis, Erbsen, Salatgewürzen, Zitrone, Olivenöl

Tofuwürstchen in vielen Geschmacksrichtungen, passend zu vielen Rezepten

Wraps mit gebratenen Tofustäbchen, Salat und Gemüse werden von Kindern geliebt.

Räuchertofu nach Belieben gewürzt, in Scheiben in der Pfanne gebraten.

Würziger Sojagulasch wird in traditioneller Weise zubereitet und schmeckt auch so.

Sojabratlinge schmecken auch Leuten, die nicht ahnen, dass sie „Fleisch vom Felde" essen.

Auf Knabbereien verzichten? Sojaflips scheuen den Vergleich mit Chips nicht.

Mit Sport kann man in jedem Alter erfolgreich beginnen

„Die beste Zeit meines Lebens liegt vor mir!" so äußerten sich 2 Freundinnen im Pensionsalter

Immer wieder ist es beglückend, zu erleben, wie leicht es ist, Menschen dabei behilflich zu sein, ihr Leben umzukrempeln und wieder an eine schöne und aktive Zukunft zu glauben.

Die zwei Freundinnen, Frau G. und Frau F., die für 14 Tage als Gäste meiner BIOFITNESS-Farm, die ich bis 2012 leitete, angemeldet waren, wollten im Oktober 2010 einen Schlankheitsurlaub mit Trennkost verbringen. Und darüber möchte ich berichten, denn mir scheint das Erleben meiner damaligen Kurgäste symptomatisch für die seelischen und körperlichen Situationen vielen Senioren zu sein.

Als die beiden Damen angereist waren, sah ich die Skepsis in ihrem Blick: „Ob wir hier wohl die Lösung unseres Problems finden können? Schließlich ist diese Frau Schlieske auch nicht gerade gertenschlank. Und was können 2 Wochen schon bewirken, denn wir haben ja auch noch allerlei gesundheitliche Beschwerden."

Mir waren solche Gedanken meiner Gäste wohlbekannt. Und es stimmt ja auch. Was sind denn eigentlich schon 14 Tage ...? Oder? Aber ich weiss ja inzwischen längst, dass sie durchaus ausreichen können, um alles in anderem Licht zu sehen

Nur zu oft habe ich erlebt, dass in so kurzer Zeit tatsächlich viel passieren kann. Und dass sich dabei entscheiden kann, ob eine Zukunft gut wird und ob Gesundheit und Vitalität zurückerobert werden können.

Und genau so geschah es mit meinen beiden Damen. Sie fühlen sich heute rundum so wohl, wie seit vielen Jahren nicht. Und verlorene Lebenslust konnte zurückgewonnen werden.

Dabei sah es in den ersten Tagen gar nicht so aus, als wollte sich hier der Erfolg einstellen. Besonders Frau G. machte mir Sorgen. Sie wirkte gar so verzagt. Schließlich hatte sie schon viele Versuche unternommen, um abzunehmen, und war dann nach anfänglichen Erfolgen immer wieder rückfällig geworden. Sie war auch der Überzeugung, nur mit einer Gewichtsreduktion würde sich eine bessere Gemütslage einstellen. Solche Erwartung aber erweist sich oftmals als Trugschluss.

Dazu hatten sich bei ihr diverse gesundheitliche Probleme eingestellt, die von Schmerzen begleitet waren. Sie hatte das Gefühl, dass man nun dem Alter mit seinen Gebrechen ins Auge sehen müsse und dass es vor den damit verbundenen Beschwerden, kein Entrinnen gäbe.

Sie hatte sich so sehr auf ihre Pensionierung nach einem arbeitsreichen Leben gefreut. Und nun musste sie erleben, wie Depressionen ihr diese Zeit vergällten. Sie war seelisch an einem Tiefpunkt angelangt als sie bei uns eintraf.

Ihre Freundin Frau F., erschien mir von heitererer Gemütsart. Aber sie war dann doch ganz erschrocken, als sie erkennen musste, wie schlecht sich Frau G. fühlte. Da beide weit voneinander entfernt wohnen und nur regelmäßig miteinander telefonierten, hatte sie das nicht geahnt.

Aber dann kam doch alles ganz anders, als wir alle es erwartet hatten. Schon nach wenigen Tagen purzelten die Pfunde und das stimmte automatisch etwas fröhlicher.

Dennoch sollten diese äußerlichen Erfolge nur eine angenehme Begleiterscheinung sein. Noch augenfälliger und natürlich auch viel wichtiger war, dass sich die Beweglichkeit meiner Gäste und damit auch ihre Stimmung mit jedem Tag verbesserten.

Immer wieder beeindruckte ich meine Gäste mit meiner eigenen Fitness und meiner

Gelenkigkeit. Ich flitzte durch die Gegend und turnte ich mit meinen damals 73 Jahren, auch jüngere Gästen nicht selten in Grund und Boden. Dabei war ich nie sonderlich sportlich und bin es auch heute noch nicht wirklich.

Ich selbst beweise aber allzu gerne, dass es keineswegs eine Altersfrage ist, beweglich zu sein. Und das sehe ich heute, mit 80 Jahren noch genauso.

Ich bin so kühn und versprach meinen Gästen immer, dass sich in nur 2 Wochen die Kondition deutlich hebt und dass die Übungen, die wir machten, einem schon nach einer einzigen Woche ziemlich leichtfallen würden. Das begann bereits dann, wenn der anfängliche Muskelkater sich verflüchtigt hatte.
Etwas Muskelkater fällt meistens an, obwohl die Übungen erst mal recht harmlos wirken und ausgesprochen kurzweilig sind.

Die eine Sportstunde am Morgen verging wie im Fluge. Dafür begannen wir mit einer *Konditionsübung*, absolvierten dann die Jogaübungen *„5 Tibeter"*, machten danach *CranioSacral-Selbsthilfe*, um mit einer *Rückengymnastik* abzuschließen.

Da Frau G. Übungen auf der Gymnastikmatte nicht mitmachen konnte, stellten wir ihr eine Massageliege hin, auf der sie alle unsere Bewegungen versuchte, nachzuempfinden.
Und auch ihr fielen alle ihre Übungen von Tag zu Tag leichter und sie absolviert sie heute noch jeden Tag, wie sie mir gelegentlich berichtet. Wer hätte das gedacht ...?

In Sachen Ernährungskonzept gab es anfänglich auch ein paar klitzekleine Diskussionen über die Portionsgrößen bei den Mahlzeiten. Die waren freilich begrenzt, denn es gab auf der Farm nur etwa 1100 kcal. pro Tag.
Die aber waren so lecker und so vielseitig zubereitet, dass die Gäste staunten, wie alles so üppig wirkte. Nix mit mager oder Verzicht. Und alles ist so gestaltet, dass

Hunger gar nicht erst aufkommen kann.

Aber kommen wir zu den Erfahrungen von Frau G. und Frau F. denen ich meinen Bericht gewidmet habe.

Beide Damen sind nach 14 Tagen Aufenthalt hier abgereist und konnten kaum glauben, was in dieser kurzen Zeit mit ihnen passiert war.

Frau G. hatte über 5 kg abgenommen und Frau F. fast eben so viel.

Von skeptischen Mienen gab es keine Spur mehr. Beide strahlten und waren voller Zuversicht, den eingeschlagenen Weg nun weitergehen zu können.

Heute wiegte jede von ihnen über 20 Pfund weniger als noch im Oktober und sie freuen sich auf ihre Zukunft.

Erfahrungsbericht von Frau G.

„Was soll die Zukunft mir schon noch bringen?"

Mit dieser Einstellung war ich ohne große Zuversicht auf die BIOFITNESS-Farm gereist.

Die Trennkost war mir schon bekannt, denn ich hatte in meiner Region schon mal, vor Jahren, an einem Kursus teilgenommen, bei dem ich auch eine Reihe von Pfunden gelassen hatte. Aber als ich diese regelmäßigen Treffen nicht mehr besuchen konnte, ging es schnell wieder abwärts, ach nein, aufwärts mit meinem Gewicht leider. Die Laune sank dafür in den Keller. Alle meine neuerlichen Versuche verliefen negativ. Auch bei den Weight Watchers war ich ja zunächst erfolgreich gewesen, hatte meine Gesundheit verbessern können. Als ich dann wieder mir selbst überlassen war, packten sich alle verlorenen Pfunde wieder ruck zuck zurück auf meinen Körper und immer noch einige dazu. Ich vernachlässigte die guten Vorsätze dann jedes Mal von einem Tag auf den anderen. Ich hatte urpötzlich dann das Gefühl, nicht mehr satt zu werden. Es war, als würde ein Schalter umgelegt sein und ich aß wieder so unkontrolliert, wie vorher, besonders dann, wenn ich mir zu der Mahlzeit ein Glas Wein oder auch ein wenig mehr gönnte.

Nun kam auch noch meine Pensionierung hinzu. Der Tag hatte nun keine Kontur mehr. Ich konnte schlafen, so lange ich wollte. Und ich konnte bis in die Nacht hinein lesen, fernsehgucken oder mir etwas Schönes zu essen zu machen.
Statt diesen Ruhestand, auf den ich mich eigentlich gefreut hatte, zu genießen, wurde er regelrecht zum Alptraum und ich wurde depressiv. Denn ich sah mich gefangen in meinen neuen Alltag, der keinen Rahmen mehr hatte.

Zudem plagten mich allerlei gesundheitliche Beschwerden, besonders an meinen Gelenken. Ich befürchtete, dass ich mich bald kaum noch ordentlich würde bewegen können und an zügiges Laufen war schon längst nicht mehr zu denken.
Als ich mit meiner Freundin gemeinsam überlegte, wie wir unseren diesjährigen gemeinsamen Urlaub verleben wollten, entschieden wir uns, statt einer Nilkreuz-fahrt einen Gesundheitsurlaub zu buchen. Wir wollten beide abnehmen und so landeten wir auf der BIOFITNESS-Farm.

Freilich, der Urlaub gehörte nicht gerade zu den Billigangeboten, aber wir waren gleich danach schon der Auffassung, dass wir die beste Investition der letzten Jahre getätigt hatten. Jeder Cent davon hat sich gelohnt.

Ich glaube inzwischen fest daran, dass dieser besondere Urlaub sich für immer für mich und meine Freundin gelohnt hat. Ich habe so viel gelernt, über mich und meine Bedürfnisse. Ich weiß nun, wie sehr das viele Fleischessen meiner Gesundheit geschadet hatte. Besonders die großen Portionen von allem, was mir schmeckte. Aber auch die verzagte Geisteshaltung war Gift für mein Gemüt gewesen. Vor allem aber ist mir klar geworden, dass Bewegung ins Leben gehören.

So mache ich jetzt tatsächlich jeden Tag meine Frühgymnastik. Und ich laufe regelmäßig 40 Minuten mit Nordic-Walking-Stöcken. Dazu gehe ich bis zu dreimal in der Woche zum Schwimmen.

Ich habe mich einem Turnverein angeschlossen und damit auch gleich ein nettes neues soziales Umfeld gefunden.

Und – ich habe seit dem Oktober 2010, als ich auf der Farm war, nun ganze 13 Kilo abgenommen und es sollen noch einige weitere schwinden.
Angst vor der Zukunft? Nein, die habe ich nur noch selten. Frau Schlieske hat mich ganz schön angesteckt mit ihrem Optimismus.

Genauso wie Frau Schlieske bin ich heute ganz sicher, dass tatsächlich die allerbeste Zeit meines Lebens vor mir, nicht hinter mir liegt.

Es versteht sich, dass wir im Oktober wieder einen Urlaub auf unserer Lieblings-farm verbringen. Zum „Anschließen an die große Batterie" sozusagen.

Bericht von Frau F.

„Leicht wie eine Feder – so fühle ich mich jetzt"
Ja, so fühle ich mich heute, nachdem ich, dank meiner neuen Lebensführung und der genialen Trennkostkonzeptes 20 Pfund abnehmen konnte.
Aber es ist in erster Linie der gesundheitliche Gewinn, den ich faszinierend finde. Und dafür waren tatsächlich nur ein paar kleine Maßnahmen nötig.
Ich freue mich im Rückblick immer noch darüber, dass meine Freundin Frau G. und ich auf die eigentlich geplante Nilkreuzfahrt verzichtet hatten und einen „intelligenten Urlaub" gebucht haben, der unserem Wohlbefinden nützen sollte. Dazu muss ich sagen, dass wir eigentlich 5 Freundinnen sind, die sich regelmäßig treffen, obwohl wir in Deutschland verteilt wohnen. Und alle 5 Jahre verbringen wir einen schönen Urlaub zusammen.
Kennengelernt haben wir uns vor 23 Jahren in einer psychosomatischen Klinik, wo

wir die Hoffnung hatten, unseren damals schon angesammelten Pfunden auf die Spur zu kommen.

Tatsächlich haben wir in der Psychosomatischen Klinik gelernt, dass Übergewicht ein Bedarf des Geistes und der Seele ist, nicht des Körpers.

Aber so richtig gelungen ist es uns dennoch nicht, das ungeliebte Thema endgültig zu besiegen. Also – mollig sind wir alle noch immer.
Ja, und dann kam die Idee mit der Farm im schönen Mittelgebirge Vogelsberg. Eigentlich hatte ich gar keine große Lust zu so einer Art von Urlaub.
Aber dieser Urlaub hat wirklich viel verändert bei uns, und zwar im positiven Sinne! Ägypten ist auch für dieses Jahr nicht in meinen Reiseplänen, wohl aber wieder die Biofitnessfarm. Unsere anderen Freundinnen aber haben dazu leider keine Lust.

Selten habe ich mich so willkommen und so wohl gefühlt wie bei Ihnen, liebe Frau Schlieske, und Ihrem ganzen Team.

Und ich bin Ihnen sehr, sehr dankbar, dass Sie meine Freundin so positiv motivieren konnten, dass deren Wohlgefühl bis jetzt anhält. Gerade heute Vormittag haben wir telefoniert und sie sagte, sie würde zwar noch etwas Schmerzen in den Gelenken haben, aber sie nicht mehr so bewerten - und: sie war auf dem Weg zur Wassergymnastik.
Und ich selbst kann kaum glauben, wie positiv sich zum Beispiel meine Blutwerte entwickelt haben. Sogar meine Cholesterinwerte konnten von 258 auf nur noch 206 (fast normal) gesenkt werden. Die Zuckerwerte sind nun im Normalbereich und ich fühle mich einfach super.
Meine Ärztin ist nur noch begeistert. Allerdings will sie erst nochmal abwarten, ob ich meinen guten Gesundheitsweg auch wirklich weitergehe. Aber dazu bin ich fest entschlossen, das werde ich ihr und mir beweisen.

Ich genieße es sehr, mich jetzt so leicht zu fühlen, als könnte ich fliegen.

Seit ich regelmäßig meine Gymnastik mache, brauche ich keinen Orthopäden oder Osteopathen mehr. Mein Fybromyalgie (Schmerzen überall) und die rheumatischen Beschwerden haben stark nachgelassen und Asthma-Probleme sind keine Gefahr mehr für mich.
Ich laufe heute wieder gerne, wo ich mich früher zu einem kleinen Spaziergang regelrecht überreden musste.
Besonders schön finde ich, dass ich wieder unbesorgt essen gehen kann. Ich genieße beim Chinesen Ente mit Gemüse, trinke ein Weinchen dazu, gönne mir sogar gelegentlich eine Pizza mit dem Belag meiner (Trennkost-) Wahl.

Ja, ich halte es mit Frau Schlieske, ich freue mich auf meine Zukunft, nichts bremst mich mehr!
Und ich freue mich auf meinen Urlaub im Herbst auf der BIOFITNESS-Farm zum Regenerieren.

Gelenkschmerzen
Hier sind noch einmal ein paar Hinweise für Frau G. und alle Leser, denen die Gelenke, besonders die Knie zu schaffen machen:
Kohlblattauflagen: in der Nacht auf die betroffenen Stellen, mit einer elastischen Binde fixiert, helfen dabei, die entzündliche Situation zu verbessern. Meistens lassen die Schmerzen bereits während der ersten Anwendung nach und verschwinden nach regelmäßigen Auflagen gänzlich. Es empfiehlt sich, die Behandlung später gelegentlich zu wiederholen.
Japanisches Heilströmen: dabei werden abends für 10 Minuten die Energiepunkte 8 und 1 an der Knieinnenseite und an der Außenseite geströmt. Fingerspitzen auf die Punkte legen. Schmerz lässt meistens nach wenigen Minuten nach. Später zur „Pflege" der Kniegelenke die Anwendung gelegentlich wiederholen.

Energievolles Gehen korrigiert die Haltung
Im Laufe eines Lebens verliert sich oft die elastische Gangart

Beste Anschauung dafür bot ein Treffen zwischen Angela Merkel und Barack Obama, die gemeinsam eine Formation der Bundeswehr abschritten. Unsere Kanzlerin stapfte etwas steifbeinig neben dem sportlichen Obama her, der mit jedem seiner elastischen Schritte seine Jugend und seine Vitalität demonstrierte.
Nun ist es naturgegeben, dass im Laufe des Alterungsprozesses die Bänder und Sehnen ihre Elastizität verlieren, sich zum Teil sogar verkürzen. Das ist der Hauptgrund, dafür, dass älteren Menschen zumeist der elastische Gang der Jugend verloren geht.

Dem jedoch kann mit einem einfachen Training, das Sie täglich in Ihre normalen „Besorgungswege" einbauen, vorgebeugt werden. Den ganzen Weg? Nee, täglich ein <u>Teilstrecke von 100 m</u> ist als Trainingsprogramm bereits wirkungsvoll.

Bitte beobachten Sie einmal den Laufstil Ihrer Mitbürger. Die meisten von ihnen heben bei jedem Schritt kaum ihre Füße und gehen auch viel zu breitbeinig. Die Füße werden nicht abgerollt und das gesamte Bein vollführt keine Muskelarbeit.

Ihr einfaches Trainingsprogramm, in einen Teil Ihrer Wegstrecke eingefügt:
- ✓ Versuchen Sie, so wie die Models bei Heidi Klum, <u>auf einer Linie</u> zu laufen
- ✓ Heben Sie dabei die Füße, einen <u>vor den anderen</u> (mäßiger Storchengang)
- ✓ Lassen Sie dabei eine Arm, wie einen Taktgeber vor dem Körper <u>pendeln</u>
- ✓ Lassen Sie die Füße bei weitausholenden Schritten gut abrollen und praktizieren Sie die <u>Muskelarbeit</u> des gesamten Beines, einschließlich der Po-Spannung
- ✓ Weiten Sie beim <u>Atmen</u> bewusst Ihren Brustkorb und ziehen den Scheitelpunkt so hoch es geht

Vital und voller Kraft – eine Frage des Entschlusses - nicht der Mühe

Viel mehr Lebensenergie, ist die wirklich erreichbar? Ja, klar! Mit der richtigen Planung und kluger Überlegung geht das tatsächlich <u>mühelos</u>!

Die allermeisten Bürger unserer Zivilisationsbereiche begnügen sich heutzutage mit einer Teilgesundheit. Sie haben sich längst daran gewöhnt, ihr Leben weit unterhalb ihrer energetischen Möglichkeiten dahindümpeln zu lassen. Sie halten es für die Normalität, ein Leben auf Sparflamme zu führen.

Wo ist sie geblieben, die überschäumende Lebenslust, der Hunger auf Leben, der Drang, sich zu bewegen, die Freude an Abenteuern, an Herausforderungen und die Bereitschaft, auch mal Risiken einzugehen?

Dahin, bei den allermeisten Menschen ist solche Neugier und Hunger auf Leben dahin, verschwunden für immer?

Das alles ist für viele Bürger irgendwie unversehens verloren gegangen auf dem Weg ins Erwachsenenalter.

Schon in der Schulzeit wird den Kindern der Begriff „Mühe" eingeprägt. Sich-Mühe-geben ist wichtig, Mühsal gehört dazu, Pflichterfüllung und ein riesiger Erfolgsdruck, verbunden mit einem Konkurrenzdenken, ohne das nichts geht.

Genauso setzt sich das Dilemma fort. In der Zeit des Studiums oder der Lehrzeit wird den Heranwachsenden eingebläut, was den Ernst des Lebens ausmacht.

Dabei hatte man sich doch soeben noch die Welt erobern sehen, zählte sich zu den Himmelsstürmern, hielt sich für nahezu unbesiegbar.

Aber schon reicht die Kraft nicht aus, sich gegen die eingefahrenen Systeme zur Wehr zu setzen. Und genau das sollen wir auf keinen Fall auf uns sitzen lassen.

Viel zu viele Mitbürger sind heilfroh, sich ein warmes Plätzchen erobern zu können und unterwerfen sich dem Alltag des werktätigen Menschen. Dazu gehört die zunehmende Erschöpfung, die schicksalsgegeben in Kauf genommen wird.

Der Beruf erfordert schließlich heutzutage die gesamte Aufmerksamkeit. Extrem hohe Leistungen müssen erbracht werden, um sich behaupten zu können.

Deshalb sind viele Leute zur Feierabendzeit derart ausgelaugt, dass in der Regel der gesamte Abend erforderlich ist, um den Stress einigermaßen aushalten zu können. Noch ausgehen? Freunde treffen? Unterhaltungen führen? Ein anspruchsvolles Buch lesen? Fehlanzeige. Dazu reicht die Kraft einfach nicht. Und zu sportlichen Tätigkeiten eben auch nicht.

Ist es normal, dass die Kraft so deutlich nachlässt?

Gehören Sie auch zu den Leuten, die solchem Aberglauben aufgesessen sind? Dann ist es aber an der Zeit, diese Einstellung umgehend zu ändern.

Der Mensch ist ein anpassungsfähiges Individuum. Er gewöhnt sich schnell an bestehende Systeme.

Dazu gehören auch das Sich-Wohlfühlen und auch das Sich-nicht-Wohlfühlen.

Von den meisten Menschen wird es für die Normalität gehalten, wenn sie sich oft oder sogar dauerhaft nicht besonders fühlen.

Dabei sind wir durchaus in der Lage, aus unerschöpflichen Kraftquellen zu schöpfen, uns der Ressourcen zu bedienen, die uns üppig zur Verfügung stehen. Wir sind in der Lage, hellwach zu sein zu jeder Tageszeit, Lust auf spannende Unternehmungen zu haben und immer wieder „zu neuen Ufern aufzubrechen".

Leider haben wir uns früh *abgewöhnt*, diesbezüglich dem Lustprinzip zu folgen und die überschäumende Lebensfreude einzubauen in das Alltagsgeschehen. Der Ernst, das Pflichtbewusstsein und strenge Lebensregeln haben oft Einzug gehalten und bestimmen den Lebensweg. Auf genau diesem Wege aber sind eben auch oftmals die Tatkraft und die natürliche Aktivität verloren gegangen.

Einseitigkeit im Beruf

Durch Spezialisierung, wie sie heutzutage in der Berufsausbildung üblich ist, kann es passieren, dass ein Auszubildender zu Beginn seiner Berufstätigkeit auf einem Stuhl Platz nimmt, auf dem er auch nach 30 Jahren noch sitzt. Da geht es einem Richter nicht anders als einer Sachbearbeiterin, einem Handwerker, der industrielle Fertigungen vornimmt, wie einer Telefonistin oder einem Fensterputzer, die immer nur die gleichen Verrichtungen erledigen. Nur wenige Berufe sind noch wirklich vielseitig und bieten genau die Herausforderung, die Lernprozesse stimuliert.

Die meisten Menschen geben ihre eigene Unzufriedenheit nur selten zu und wagen es kaum, das „Risiko" einzugehen, etwas zu verändern.

Ausweg: Der Mensch braucht ein Hobby, das er mit Herz, Seele und Gehirn betreibt. Das kann z. B. ein Schrebergarten sein. Auch sollte man/frau ein Leben lang immer neue Projekte planen. Das kann von Sprache lernen, die Computergeheimnisse entdecken, Tangotanzen lernen bis hin zum Ausüben eines Handwerkes oder einer Kunstrichtung reichen. Aber auch soziale Einsätze fordern die Fantasie und das Nutzen beider Gehirnhälften.

Wer seine kleinen grauen Zellen trainiert, bleibt jünger und sieht jünger aus, das ist wissenschaftlich erwiesen. Wichtig aber ist dabei, echte Aufgaben zu planen und zu meistern, sich nicht bloße Beschäftigungen zu suchen, sondern sich geistigen und auch körperlichen Herausforderungen zu stellen.

Die falsche Ernährung

Fast jeder muss in dieser Zeit, in der Fastfood und Co. zum Haupternährungsfaktor geworden sind, seine Essgewohnheiten überdenken. Die allermeisten chronischen Krankheiten haben ihre Ursache im unsachgemäßen Zusammenstellen des täglichen Ernährungsplanes.

Klar ist es bequem, mal eben den Pizzadienst zu bemühen oder sich rasch Nudeln zu kochen, Soße aus Tüte oder Dose dazu, fertig. Voll Appetit in den Hamburger beißen ist ja auch ein sinnliches Vergnügen. Und auf die tägliche Schokolade will man auch nicht verzichten, wie im Sommer auf das leckere Eis. Na ja, und die Wurstsemmeln gehören doch unbedingt zu einem prächtigen Frühstück. Ein ordentlicher Becher Sahnejoghurt hinterher – lecker.

Nur sind es aber gerade solche dauerhaft gepflegten Gewohnheiten, die im Laufe der Zeit für genau die Beschwerdebilder sorgen, die man heute gebündelt und durchaus zutreffend als Zivilisationskrankheiten bezeichnet. Knochen- und Gelenkprobleme sowie Gefäßkrankheiten gehören dazu.

Ausweg: Schleunigst einen Ernährungsplan mit Köpfchen aufstellen. Gemüse muss es an 5 bis 6 Tagen pro Woche geben und nicht nur eine Winz-Portion, sondern ruhig einen ganzen Berg davon. Vielseitig gewürzt mit auch mal exotischem Touch, darf es auch mit einem guten Öl abgeschmeckt werden. Ergänzt wird das Ganze durch Fisch, wenig Fleisch, dafür regelmäßig durch Soja, Tofu, Hülsenfrüchte. Gelegentlich darf es dann auch mal ein Ei geben.

Aber ganz oft gehört Salat auf den Tisch. Obst ist ebenfalls tägliches Pflichtprogramm. Das Brot (nicht zu viel davon) sollte ein guter Biobäcker liefern. Milchprodukte (in Maßen) können auch mal gereicht werden. Zusätzlich oder stattdessen sind Sojajoghurt und Sojamilch und Sojasahne empfehlenswert, mit denen auch vegane Gerichte lecker zubereitet werden können.

Zwischendurch können/sollen immer wieder Karotten, Kohlrabi, Selleriestangen, Chicorée und andere Rohkost geknabbert werden. Gerne auch mit Sojajoghurtdips. Und all die köstlichen Kohlenhydrat-Schlemmereien sind gänzlich gestrichen? Nein, nicht gestrichen, sondern nur limitiert.

Ihnen wird ein sparsames Plätzchen in den letzten Rängen zugewiesen.

Trinken – aber satt

Die meisten Menschen in unseren Sphären trinken nicht genug. Alle unsere Körpersysteme aber brauchen Wasser, damit sie optimal funktionieren. Wasser erhöht die Fließfähigkeit des Blutes und gibt Sauerstoff, Nährstoffe und Informationen weiter. Gleichzeitig werden Giftstoffe abtransportiert. Der gesamte Regelkreis funktioniert nur mit Hilfe von Wasser.

Studien an älteren Menschen beweisen, dass die Kraft von Denk- und Sprachprozessen nachlassen, wenn zu wenig getrunken wird, dahingegen Merkfähigkeit sowie Reaktionsvermögen sich optimieren, wenn reichlich getrunken wird.

Wer aber viel Kaffee, Tee und Alkohol konsumiert, benötigt umso mehr Wasser, um einen Ausgleich dafür zu schaffen, weil durch diese „Drogen" zusätzlicher Wasserverbrauch anfällt.
Und - je weniger der Mensch trinkt, umso weniger Durst hat er.
Ausweg: Es ist wichtig, für sich selbst ein bestimmtes Trinkmaß festzulegen. Die Wasserflasche mit eingegossenem Glas, den Tee in der Tasse oder das Glas mit ausgepresstem Saft (dann mit viel Wasser verdünnt) sollte man in greifbare Nähe stellen und sich selbst dazu anhalten, das auferlegte Quantum pro Tag zu trinken. Durst lässt sich trainieren. Aus regelmäßigem Trinken resultiert dann auch wieder das Verlangen, seinen Durst zu löschen.

Bewegung

Die Menschen laufen zu wenig. Körperliche Arbeit hat sich im Laufe der Jahrzehnte oftmals in sitzende Beschäftigung verwandelt. Und dann ins Auto, um daheim vor dem Fernseher den Abend ebenfalls relativ reglos zu verbringen.
Aber – alles, was nicht verwendet wird, verkümmert im Laufe der Zeit. Das ist von der Natur so eingerichtet. Knochen werden schwach, Gelenkknorpel sind nicht mehr so elastisch, nutzen sich schneller ab.

Deshalb: Ein gezieltes Bewegungsprogramm muss einfach sein. Wichtig dafür ist die Regelmäßigkeit, weniger ein großer Umfang des sportlichen Einsatzes.

Es kann sehr hilfreich sein, sich in einem Verein, Fitnesscenter oder einer Lauf-gruppe anzumelden. Es empfiehlt sich einen Freund oder eine Freundin mitzu-nehmen. Wer verabredet ist, versäumt das Training dann nur selten.

Für ausgesprochene Sportmuffel gibt es ebenfalls genügend Möglichkeiten. Für sie ist es ratsam, täglich 2-3 Male oder öfter, kleine Übungen einzulegen. Dazu empfehlen sich beispielsweise meine kleinen Basisübungen, die leicht durch-zuführen sind und noch nicht einmal an einem Stück absolviert werden müssen. Sie nehmen tatsächlich jeweils nur wenige Minuten in Anspruch und wirken überaus effizient.

Ich habe dafür kleine Videos unter dem Motto: „Keine Lust auf Sport!" auf meine Delivery-Seite zum kostenlosen Herunterladen vorbereitet:
www.ingrid-schlieske-downloads.de

Und? Wie sieht es jetzt aus? Sind Sie überzeugt? Wollen auch Sie sich nun ein neues Lebenskonzept und Bewegungskonzept anfertigen?
Jetzt ist doch eine prima Zeit, dann auch gleich Ihre guten Vorsätze in die Tat umzusetzen?

Schließlich ist es nie zu früh dazu und selten zu spät.
Genau genommen ist genau jetzt der richtige Zeitpunkt dafür.

Garantieren jedenfalls kann ich einen enormen Energiezuwachs, eine bessere Widerstandskraft gegen Viren und Bakterien und ein reicheres, vitaleres Leben. Dafür lohnt sich sicherlich eine ausführliche Überlegung.

Beckenbodengymnastik – das diskrete Training für Frauen und Männer

Wirkungsvolle Maßnahme, ganz nebenbei ohne Zeit- oder sonderlichen Kräfte-aufwand

Die Beckenbodengymnastik ist eine überaus wichtige Sportart, die nicht nur als Muskeltraining zu verstehen ist, sondern auch einen enormen Einfluss auf die seelische Befindlichkeit haben kann. Beckenbodengymnastik trainiert nicht nur die Schließmuskeln, sondern wirkt sich, nach kurzer Zeit bereits, positiv auf Lebenslust und den gesamten Energiehaushalt aus.

> *Das regelmäßige Anspannen (z. B. 10- bis 20-mal und kurz halten) des Muskels, der auch den Urinfluss unterbricht, schützt vor Inkonti-nenz, und noch viel schöner – die Übung belebt die Libido!*

Den Gedanken an Beckenbodengymnastik weisen Männer meistens weit von sich. Sie meinen, das wäre Frauensache. Ist es auch, denn der Beckenboden wird im Laufe eines Frauenlebens meistens arg strapaziert. Das Alter spielt diesem Organ oft übel mit und lässt es erschlaffen. Und das hat oft böse Folgen. Schwere Arbeit und Geburten tun ein Übriges dazu, dieses wichtige „Halteorgan", in denen die Unterleibsorgane wie auf einer Hängematte ruhen, damit sie und an Ort und Stelle bleiben, zu stärken. Diese Funktion aber ist nur dann gewährleistet, wenn alles schön fest und straff ist. Wenn, ja wenn …

Aber – im Laufe der Jahre erschlaffen die Bänder, Sehnen und Muskeln, wenn hier nicht nachgeholfen wird. Es drohen dann Senkungen oder im schlimmsten Fall auch Inkontinenz. Und das kann Männlein, wie auch Weiblein treffen.

> *Dabei ist es so einfach, mit Hilfe einer winzig kleinen Gymnastik vorzubeugen. Und die kann man praktisch mehrfach am Tag im Vorübergehen erledigen.*

Das Geheimnis der Wirkung allerdings hängt von der Regelmäßigkeit ab, mit der die beiden Schließmuskel des Anus, der Vagina, respektive der Harnröhre wirklich täglich trainiert werden.

Im Übrigen kann hier auch oft noch eine gute Wirkung erzielt werden, wenn es bereits zu Beschwerden gekommen ist. Oft normalisiert sich eine bereits bestehende Gebärmuttersenkung oder eine schon beginnende Harn- oder Stuhl-inkontinenz schon nach wenigen Wochen und drohende Operationen können vermieden werden und die Einnahme von Medikamenten oftmals auch.

Ich habe diesen Rat meinen Klienten vielfach gegeben, und kann mich nur wundern, dass diese immens wichtige Maßnahme in der Schulmedizin nicht nachdrücklicher eingefordert wird.

Kommen wir zu den Herren der Schöpfung. Wenn sich einmal herumgesprochen hat, dass so etwas Einfaches wie die Beckenbodengymnastik eine so bombastische Wirkung haben kann, macht man sich die Pharmaindustrie, die einen enormen Viagra-Umsatz macht, sicherlich nicht zu Freunden.

Wenn Sie nämlich im Bett mehr Ausdauer haben, den Moment der Ejakulation besser kontrollieren wollen, Ihre Sextechniken verbessern möchten, kann man nur zur Beckenbodengymnastik raten.

Wieso mit solchem Training für Frauen und Männer eine Lust-steigerung verbunden ist? Die Durchblutung im gesamten Unterleib wird angeregt und <u>Hormonausschüttungen</u> aktiviert.

Hier ist der Grund dafür zu finden, dass Menschen, die ein aktives Sexualleben führen, jugendlicher bleiben, als Mitbürger, die diese starke Energie nicht nutzen oder nutzen können. Auch wenn kein augenscheinlicher, medizinischer Grund vorliegt, um das Beckenboden-Training therapeutisch anzuwenden zu müssen, kann man es dennoch empfehlen. Diese einfachen Übungen lassen sich grundsätzlich in den Tagesablauf einbauen. Es erfordert überhaupt keinen Zeitaufwand, denn es kann immer und überall, zwischendurch diskret angewandt werden.

> *Überzeugen Sie sich von der gewaltigen Kraft, die eine Steigerung der Sexualkräfte mit sich bringt. Hier ist ein Geschenk der Natur, das man nicht so einfach brach liegen lassen sollte.*

Eigentlich brauchen Sie kaum eine Anleitung für die Übungen
Betrachten Sie also die nachfolgenden Empfehlungen als Anregungen für lustvolle Übungen, die einen hohen gesundheitlichen, besonders aber präventiven Wert haben.

Setzen, legen oder stellen Sie sich hin und kneifen Sie den Schließmuskel zusammen, als wollten Sie den Harnstrahl anhalten. Gleichzeitig spannen Sie den Anus-Schließmuskel kräftig an.

Wenn Sie die richtigen Muskeln zusammengezogen haben, spüren Sie einen leichten Zug der Muskeln nach oben und innen im Becken. Der Po, der Bauch und die Innenseiten der Schenkel sollten dabei nicht bewegt werden

Spannen Sie die Schließmuskeln also so stark an, wie nur möglich, ohne dabei andere Muskelpartien mitzubeanspruchen.

Wiederholen Sie die Übung bis zu 10 Male. Versuchen Sie, die Anspannung jeweils bis zu 10 Sekunden zu halten. Die Übungen sollten Sie mehrmals täglich durchführen.

Etwas anstrengender wird es, wenn Sie die Muskeln erst 8 Sekunden zusammenziehen und im Anschluss daran versuchen, die Muskulatur mit 3-4 maligem, raschen Zusammenziehen noch weiter zu verschließen.

Damit Sie es nicht vergessen, die Übungen wirklich regelmäßig zu absolvieren, bauen Sie sich kleine Erinnerungsanker. Denn gerade, wenn keine Beschwerden Sie quälen, passiert es schnell, dass die genialen kleinen Exerzitien aus dem Gedächtnis entschwinden.

Ich selbst ziehe automatisch den Beckenboden an, wenn ich eine Treppe betrete. So ist gewährleistet, dass ich mein „Übungssoll" erfülle.

Aber auch andere Anker können als Eselsbrücken dienen, z. B., wenn man durch eine Tür geht oder den Kühlschank öffnet, beim Zähneputzen, Strümpfe anziehen, oder sonstwas, das zum Alltag gehört.

Hier ein paar kleine Übungstipps

- o Beckenboden anziehen, wenn Sie sich bücken oder etwas Schweres aufheben.
- o Setzen Sie sich auf eine Stuhlkante, die Füße auf den Boden und schieben das Becken nach vorne.
- o Stellen Sie sich hin, die Beine leicht gespreizt, leicht ins Knie gehen und das Becken kreisen lassen.
- o Hinstellen und erst das eine Bein heben und einen imaginären Fußball mit der Fuß-Innenkante leicht wegkicken. Das Gleiche mit dem anderen Fuß.
- o Hinlegen, den Bauch nach oben heben und die Spannung halten (5 Tibeter)
- o Hinknien, ein Bein nach hinten strecken, dann auf das andere Bein gehen

Für jede Position wird tief eingeatmet, 6-10 Sekunden gehalten, also in der Spannung bleiben, den Beckenboden hochziehen, halten, dann entspannen und ausführlich ausatmen. Kurz pausieren.

Der MITTELSTROM zum Auflösen motorischer Blockaden

Japanisches Heilströmen bietet diesen Energiestrom als Ergänzung zu sinnvollem Bewegungstraining.

Probieren Sie es einfach mal aus: Prüfen Sie Ihre Gelenkigkeit <u>vor</u> der Anwendung des Mittelstromes und <u>danach</u>. Sie werden feststellen, dass Sie deutlich beweglicher sind und im Laufe der Zeit auch spürbar an Energie gewinnen.

Bitte sehen Sie die einzelnen Anwendungsschritte nicht nur als Ergänzung zu Ihrem Fitnessprogramm, sondern auch als energetische Selbsthilfe, durch die Körperfunktionen aktiviert, und harmonisiert werden können und die Heilung auf allen Ebenen unterstützt. Und das meint Körper, Geist und Seele gleichermaßen.

Die Wirkung der einzelnen Schritte:

1. Stärkt die Lebenskraft, ist ein Jungbrunnen, hilft Blutdruck zu regulieren.
2. Wirkt sich günstig aus auf Unterleib und Becken
3. Wirkt auf Schilddrüse, Nebenschilddrüse und Calciumhaushalt, fördert geistige Ausgeglichenheit.
4. Fördert geistige Entwicklung, wirkt gegen Stress, macht glücklich.
5. Stärkt Milz, Herz, Nerven und Hormonhaushalt, somit das Immunsystem, mäßigt „wilde Gefühle", wie Hass, Eifersucht, Neid, Verzweiflung.
6. Unterstützt Verdauung in Dünn- und Dickdarm, gibt körperliche und seelische Stabilität.
7. Macht den Kopf frei, bringt Harmonie und Stoffwechselgleichgewicht.
8. Öffnet das Becken, aktiviert Sexualität, macht warme Füße.

Halten Sie jeden dieser 8 Schritte für etwa <u>3 Minuten</u>. Sie werden erleben, dass Sie nach nur einer Woche der Anwendung die *energetisierende Wirkung* bereits deutlich spüren. Dieses Gefühl steigert sich noch mit der regelmäßigen Anwendung

Siehe Japanisches Heilströmen PRAXISBUCH und kostenlosen Crash-Kursus.

Hinweise aus dem Japanischen Heilströmen, jeder Schritt ca. 3 Minuten

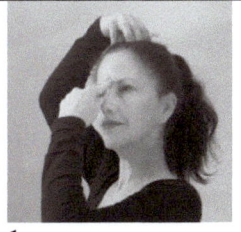

1.
Finger der rechten Hand werden um den *Scheitelpunkt* herum gruppiert.
Linke Hand strömt Beginn der *Augenbraue*

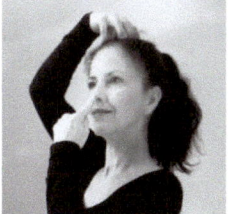

2.:
Finger der rechten Hand verbleiben auf dem *Scheitelpunkt.*
Linke Hand schiebt die *Nasenspitze* mit leichtem Druck hoch

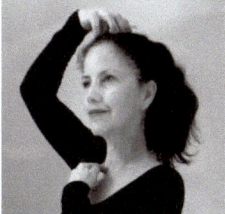

3.
Finger der rechten Hand verbleiben auf *Scheitelpunkt.* Linke Hand drückt in der *Halsgrube* leicht nach unten. auf den Knochen

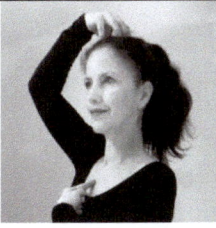

4.
Finger der rechten Hand verbleiben auf *Scheitelpunkt.*
Linke Hand strömt die Mitte des *Brustbeins* (höchste Erhebung)

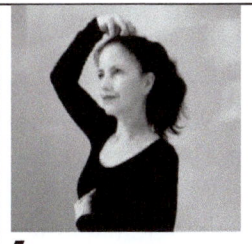

5.
Finger der rechten Hand verbleiben auf *Scheitelpunkt.* Linke Hand strömt die Mitte *zwischen der Brust* (Rippenzusammen-schluss)

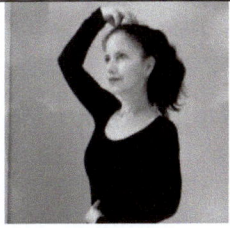

6.
Finger der rechten Hand verbleiben auf dem *Scheitelpunkt*
Die linke Hand strömt 2-Fingerbreit *über dem Nabel* (Körpermitte)

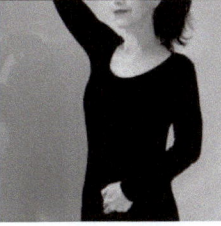

7.
Finger der rechten Hand verbleiben auf dem *Scheitelpunkt*
Die linke Hand strömt die Oberkante des *Schambeines*

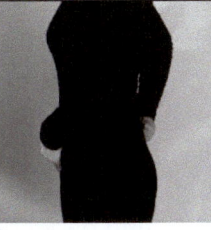

8.: Linke Hand verbleibt auf der Oberkante des *Schambeines.* Rechte Hand wandert auf den *Steißbeinpunkt,* etwas in die Po-Falte

Auch Atmen ist Sport – Sport ganz ohne jeden Aufwand nämlich

Und es ist bemerkenswert, wie man mit gezieltem Energieatmen seine Kondition verbessern kann.

Und der Zeitaufwand dafür? Keiner!
Leider nutzen die meisten Menschen heutzutage diese Quelle der Vitalität nur mäßig und schenken ihr wenig Aufmerksamkeit. Dabei ist eine ausführliche Tiefenatmung ein Super-Muntermacher und kann gut dabei helfen, gesund, ausgeglichen und glücklich zu sein.

Mit sorgfältiger Atmung nämlich können Säureschlacken abgeatmet werden, die den Organismus so belasten und die Ursache von vielen Krankheiten, aber auch von einer negativen Stimmungslage sind.

Nachfolgend will ich das Energieatmen beschreiben, das 3 verschiedene Phasen umfasst, die einzeln oder nacheinander im Zusammenhang ausgeführt werden:

Die Bauchatmung
Durch die Nase den Bauch (nur den Bauch) mit Atemluft füllen. Dabei den Bauch vorwölben, bei diesem Einatmen bis 4 zählen. Dann den Bauch stark einziehen und dabei langsam ausatmen, währenddessen bis 4 zählen. Nun ohne zu atmen verharren und dabei bis 8 zählen. Atmung 10x wiederholen. Das ganze Atemsegment mehrfach am Tage ausführen.

Die Zwerchfellatmung
Wir versuchen diese Atmung auszuführen, ohne den Bauch und den oberen Brustkorb zu bewegen,. Dafür werden die Rippen am mittleren Teil des Rumpfes mit Atemluft gefüllt und dabei nach außen gedehnt. Dabei bis 4 zählen. Dann die Rippen wieder einsinken lassen und dabei bis 4 zählen, danach 8 Takte verharren.

Die Lungenspitzenatmung

Füllen Sie, ohne Bauch und Zwerchfellregion einzubeziehen, den oberen Brustkorb mit Atemluft, die weit nach oben gezogen wird. Dabei dehnen sich die Lungenflügel spürbar. Bis 4 zahlen. Dann Brustkorb einsinken lassen und ausführlich ausatmen, dabei bis 4 zählen. Danach 8 Takte lang verharren. 10x ausführen.

Nach wenigen Tagen beherrscht man die einzelnen Atemphasen ganz selbstverständlich und es kann damit begonnen werden, die einzelnen Atemsegmente zu der *vollständigen Yoga-Atmung* zusammenzufügen, denn um eine solche handelt es sich bei dieser Darstellung.

Um eine optimale Wirkung für den Energielevel zu erzielen, kann man die Zeit des Verharrens von 8 auf 12 Takte, dann auf 16 oder sogar 24 Takte steigern.

Diese Drei-Phasen-Atmung sollte langsam in einer Wellenbewegung den Körper durchströmen. Es sollte deutlich sichtbar sein, wie sich erst der Bauch, dann der mittlere Rumpf, dann der obere Brustkorb nach außen wölben.

Bei diesen Atemübungen, auch wenn sie zwischendurch einzeln durchgeführt werden, ist eine deutliche Wirkung auf das Wohlbefinden spürbar. Der Körper wird gut durchblutet, mit Sauerstoff angefüllt, die Organe werden durchmassiert und die Sekretbildung dabei angeregt.

Energieatmen macht putzmunter (oft mit Sofortwirkung) und gibt einen starken Energieschub, der lange anhält. Es macht dabei frei von Angst und Sorgen kann man buchstäblich wegatmen. Dazu passt der Spruch, den wir aus Großmutters Zeiten kennen:

„Atme erst mal tief durch!" *Und genau das können wir ohne Mühe nutzen!*

Ihr ganz persönliches Fitness-Programm

Keine Sorge, es soll nicht darum gehen, Sie nun zur „Sportlerin, zum Sportler des Jahres" zu machen.

Eigentlich brauchen Sie Ihren Alltagsablauf nicht einmal großartig zu verändern, wenn Sie dazu keine Lust haben. Es geht einzig darum, die kleinen lebensnotwendigen Bewegungen, die sich tatsächlich nebenbei erledigen lassen in Ihr Tagesprogramm zu installieren. Sie werden kaum Zeit erfordern und dennoch alle Ihre Lebensfunktionen deutlich zum Positiven hin verändern. Und wer weiß, vielleicht beginnt ja damit auch die Motivation zu deutlich mehr Aktivität, denn Sport beinhaltet durchaus aus einen „Suchtfaktor", dann nämlich, wenn man den Sportler in sich entdeckt .... *Hier meine Beispielvorschläge für Sie:*

Pflichtprogramm
1. Beginnen Sie den Tag mit einer kleinen Meditation und meinen Basisübungen einschließlich Gleichgewichtstraining (Übungen 5 Min.)
2. Raschen Gehen und energievolles Gehen wenn Sie unterwegs sind
3. Energieatmen, wenn Sie irgendwo warten müssen, auch in Bus oder Bahn
4. Fingerziehen und Strömen wenn Sie irgendwo warten, oder telefonieren
5. Fingerübungen für geistige Frische, immer, wenn Sie daran denken
6. Beckenbodengymnastik öfter am Tag

Kürprogramm
Die 5 Tibeter (anfänglich 2 Minuten, später 7 Minuten) und die Sixpackübungen (5 Minuten), Hanteltraining können auch beim Fernsehen absolviert werden Mittelstrom (25 Minuten)

Sie sehen, der Aufwand muss nicht riesig sein, wenn Sie sportlich unterwegs sein wollen. Es braucht dafür nur Ihre Absicht und – fangen Sie einfach an!
Viel Spaß dabei und sensationelle Erfolge wünscht Ihnen - Ihre Ingrid Schlieske

Nicht falsch verstehen bitte!

Wenn Sie, liebe Leserinnen und Leser so richtig sportlich unterwegs sind, ernsthaft Sport treiben oder künftig treiben wollen, lassen Sie sich bitte von mir nicht beirren oder gar davon abhalten.

Keineswegs will ich Ihre Bemühungen, respektive Ihren Sportgeist bagatellisieren, oder Sie sogar dazu anstiften, sich künftig mit meinen kleinen Tricky-Empfehlungen zu begnügen.

Ganz ehrlich, ich bin sogar tüchtig neidisch auf die Disziplinierten, die ihren Körper nachhaltig stählen und von denen ein umfangreiches Sportprogramm auch tatsächlich regelmäßig und engagiert betrieben wird. Ich finde es äußerst bewundernswert, wenn intensive sportliche Übungen wirklich regelmäßig ausgeführt werden. Ob das als selbstverständliche Pflicht dem eigenen Körper gegenüber geschieht, oder, wenn diese sogar zum selbstverständlichen täglichen Bedürfnis geworden sind.

Leider gehöre ich selbst nicht zu solchen Helden des Alltags.

Ich zähle mich eher zu den bedauernswerten Schwächlingen, die sich jeden Tag neu aufraffen müssen, um Körper und Geist das zu bieten, was ihnen zusteht und was sie dringend benötigen, um genauso zu funktionieren, wie ich mir das wünsche und wie es eigentlich auch von der Natur gedacht ist. Aber – das Fleisch ist schwach und hört nur zu gerne auf die Einflüsterungen dieses miesen kleinen Mannes, der da in unserem Ohr wohnt und uns weismachen will, dass rein garnichts Schlimmes passiert, wenn man bewegungslos vor der Glotze verharrt und sich mit den fettigen Chips verlustiert. Die aber finden es äußerst vergnüglich, noch ein paar Pfündchen mehr auf unsere Hüften zu packen, oder noch besser, unsere Adern nachhaltig zu verstopfen, damit dann die Pflegeversicherung ausgiebig „genutzt" werden kann.

Sport ist Mord? Diesen Spruch kennen wir alle. Und wir dürfen ihn auch lustig finden, aber ihm zu folgen ist lebensgefährlich - im wahrsten Sinn des Wortes.

Erkenntnisse und Einsichten sind manchmal, nein eigentlich immer, erst einmal unbequem, denn zumeist sind sie mit Einschnitten im Leben verbunden, die erst einmal ungewohnt, ja sogar oft lästig sind.

Und dagegen wehren sich alle unsere Systeme. Grund dafür ist die **Homöostase**, das ist ein Regulator, der dafür sorgt, dass das jeweilige Level eines Systems nicht in Gefahr gerät, verändert zu werden. Es gilt also zusätzlich noch, gegen diesen Regulator anzukämpfen, der alles genauso beibehalten will, wie es gerade ist.

Dieses Prinzip ist übrigens auch ein Grund dafür, dass bei Diäten der sogenannte JoJo-Effekt so oft auch die allerbesten Bemühungen untergräbt. Der Körper antwortet dann mit verstärktem Hunger und Appetit, um den Entzug auszugleichen. Ganz ähnlich ist es mit den sportlichen Bemühungen. Ungewohnte „Zumutungen" rufen die Abwehrkräfte auf den Plan und diese möchten erst einmal mit Verweigerung reagieren. Man muss sich also darüber im Klaren sein, dass hier auch noch zusätzlich eine kleine (nicht nur psychische) Hürde überwunden werden muss.

Aber dann ernten Sie!

Ich stelle Ihnen in Aussicht, dass die erhöhte Aufmerksamkeit, die Sie mit meinen kleinen Übungen Ihrem Körper, Ihrem Geist, Ihrer Seele Geschenke machen, die sich für Sie ganz schnell auszahlen werden. Egal, ob Sie dick oder dünn sind, ob gelenkig, oder ganz und gar steifbeinig, Sie erleben nach nur wenigen Tagen (!) schon, wie die Gelenke geschmeidiger werden, so wie auch Ihre Gemütsverfassung.

Ich verspreche Ihnen, dass sie nach nur wenigen Wochen der Anwendungen auf die kleinen (harmlosen) Übungen zwischendurch, gar nicht mehr verzichten wollen. Sie werden Ihren Körper wieder neu spüren und auch ihre geistigen Leistungen verbessert haben, genau, wie auch Ihre Seelenlage.

Und darauf wollen Sie dann sicherlich nicht mehr verzichten, nicht wahr?

Wie meine Oma immer sagte: *„Es gibt nichts Gutes, außer, man tut es!"A*
Also ......

Herzlichst, Ihre Ingrid Schlieske

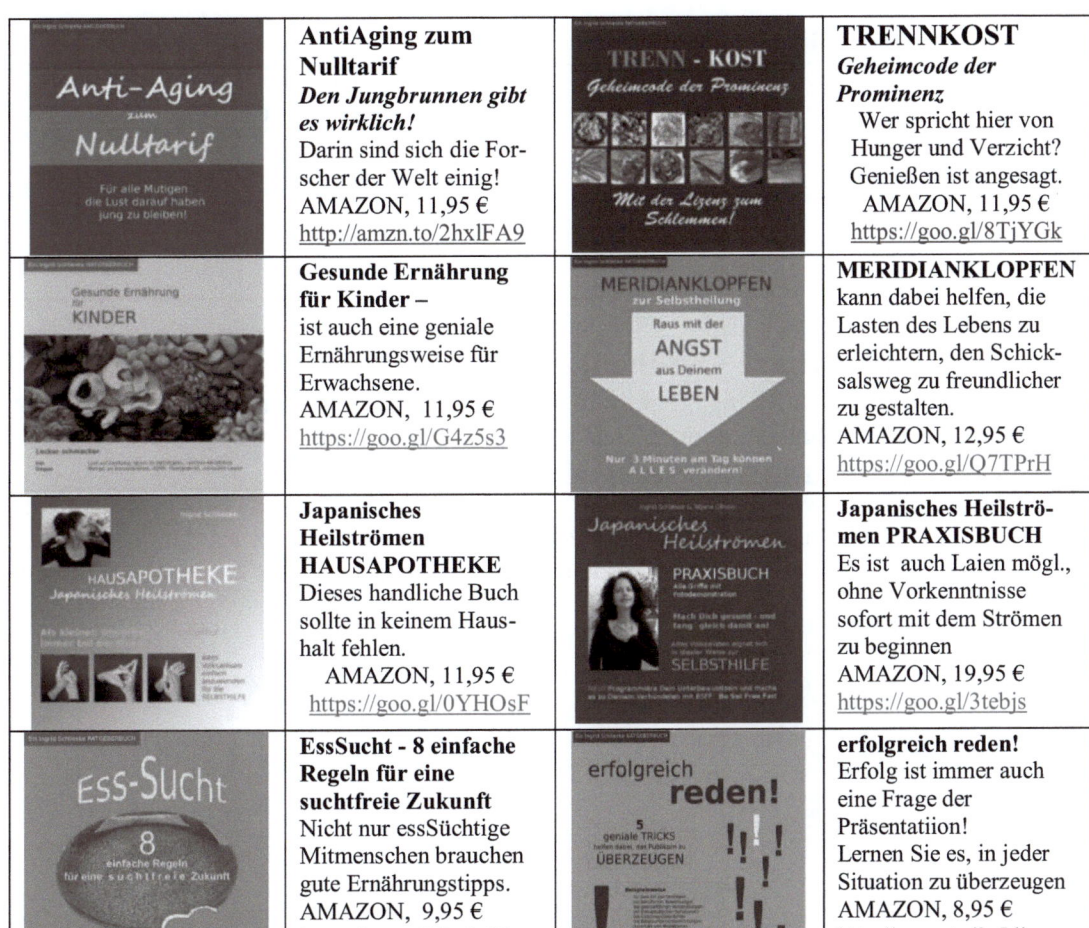

AntiAging zum Nulltarif
Den Jungbrunnen gibt es wirklich!
Darin sind sich die Forscher der Welt einig!
AMAZON, 11,95 €
http://amzn.to/2hxlFA9

TRENNKOST
Geheimcode der Prominenz
Wer spricht hier von Hunger und Verzicht? Genießen ist angesagt.
AMAZON, 11,95 €
https://goo.gl/8TjYGk

Gesunde Ernährung für Kinder –
ist auch eine geniale Ernährungsweise für Erwachsene.
AMAZON, 11,95 €
https://goo.gl/G4z5s3

MERIDIANKLOPFEN
kann dabei helfen, die Lasten des Lebens zu erleichtern, den Schicksalsweg zu freundlicher zu gestalten.
AMAZON, 12,95 €
https://goo.gl/Q7TPrH

Japanisches Heilströmen HAUSAPOTHEKE
Dieses handliche Buch sollte in keinem Haushalt fehlen.
AMAZON, 11,95 €
https://goo.gl/0YHOsF

Japanisches Heilströmen PRAXISBUCH
Es ist auch Laien mögl., ohne Vorkenntnisse sofort mit dem Strömen zu beginnen
AMAZON, 19,95 €
https://goo.gl/3tebjs

EssSucht - 8 einfache Regeln für eine suchtfreie Zukunft
Nicht nur essSüchtige Mitmenschen brauchen gute Ernährungstipps.
AMAZON, 9,95 €
https://goo.gl/Qu0oIT

erfolgreich reden!
Erfolg ist immer auch eine Frage der Präsentatiion!
Lernen Sie es, in jeder Situation zu überzeugen
AMAZON, 8,95 €
http://amzn.to/2cJdiew

Für Selbsthilfe oder Therapie:
Video.Crashkursus in JAPANISCHEM HEILSTRÖMEN!
Kostenlos herunterladen: www.ingrid-schlieske-downloads.de

Weitere Selfpublisher-Ratgeber

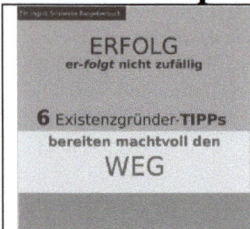	**Selbständige** oder/und **Existenzgründer** finden in diesem RATGEBER Tipps und Anregungen für ihren Erfolgsweg	**Vom König, der sein Lachen verloren hatte** Geschrieben von Anahita Pasalar und ihrer Oma Ingrid Schlieske, illustriert von Anahita	**Kindermärchen** nicht nur für Kinder, sondern für alle, die wissen wollen, wie man Verlorenes wiederfindet

Hier warten kostbare Geschenke auf Sie

Viele Jahre habe ich ja hochengagiert, in meinem schönen Seminarhaus Hoher Vogelsberg in Hessen Therapeutenausbildungen angeboten. Dort ging es auch um:

Japanisches Heilströmen und **MERIDIANKLOPFEN**

Ich habe nun nicht mehr die Möglichkeit persönlich zu unterrichten. Aber es liegt mir daran, mein Wissen um die *Meridian-Energietechniken weiterzugeben*, damit sie in der Selbsthilfe und auch in der Therapeutischen Praxis auf einfache Weise Anwendung finden.

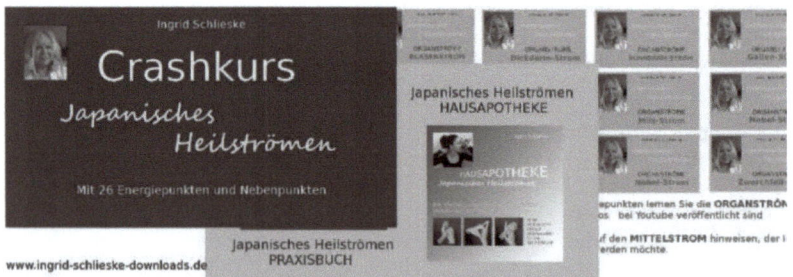

Ein kleiner **CRASH-Kursus** in *Strömen* auf VIDEO zeigt, ergänzend zu meinen Büchern, wie einfach es sein kann, Blockaden aus dem Leben zu verbannen und Heilung auf allen Ebenen zu unterstützen. Nutzen Sie mein Angebot, das Ihnen lebenslang Nutzen bringt. **VIDEOS kostenlos herunterladen:** www.ingrid-schlieske.downloads.de

Der Crashkursus in *Meridianklopfen* ist in Arbeit und kurzfristig kostenlos verfügbar.